莊淑旂博士的家傳調經術

目錄 contents

第3卷

第4卷

第5卷

第6卷 和「好朋友」好好過一天

附錄

｜作者序｜

外婆莊淑旂博士
教我調經之道

—作者序—

外婆莊淑旂博士教我調經之道

我的外婆莊淑旂博士是一位享譽台、日的名醫，兼具中西醫理，一生投入防癌和養胎坐月子與全民健康推廣的工作。她在日本行醫期間，治好的病患無數，所以大家稱她爲「防癌之母」和「養胎坐月子教母」。她也是全世界首位提出「女人有三春」的健康觀念，其中一個春天就是提到女人月經的重要性，因此她也是知名的「調經教母」。

西元1988年，她在台灣成立「財團法人青峰基金會」，推廣獨家創造的「防癌宇宙操」，指導台灣同胞健康的生活與飲食觀念，提倡「預防重於治療」與「今天疲勞，今天消除」的觀念。她主張「女人有三春」，她說：「女性在一生中有三次機會可以調整自己的體型，使之恢復青春、美麗與健康，那就是初潮期和生理期、生產後、更年期。」她特別提醒全天下的女性朋友一生中擁有三個可以拯救健康的春天，初潮期和月經生理期是女人第一個春天，所以傳授我要重視調經的觀念和步驟，身體的基礎打得好，女人這一輩子的健康存摺就會累積的更多，因此前年我出版了《養胎其實很簡單》一書後，我接著寫了這一本書《莊淑旂博士的家傳調經術》，目的就是把外婆莊博士教我如何調經的祕訣分享給全天下的婦女，月經的順利和我們的體質與飲食息息相關，萬一不順或不適會造成很多嚴重的婦女疾病，基於同樣身爲女性的我，希望傳承外婆的使命，努力推廣女性健康之道，在此請女性朋友們不要太擔心，只要照著我們健康養生的指導和建議，就可以協助您每個月如同做了一次「小月子」，幫助您們的健康更上一層樓。

外婆莊博士以無窮的關愛，針對女性的月經生理期，從女孩成長爲女人的身心變化，引導我們女性朋友做身體的保養，爲自己的健康打下穩固又豐實的基礎。以前我碰到月經來潮時，時常身體不適，幸好外婆與我分享她平常提倡的健康養生之道：「廚房就是藥房；食材就是最好的藥材。」她教導我調經的觀念與方法，讓我不再焦慮與不安，感謝外婆莊博士和我的母親莊壽美老師教導我的調經觀念和理論，幫助我在月經生理期間，瞭解從老祖宗就有的中國式調經與養生，讓我擁有健康與快樂。

外婆莊博士最喜歡的一句話：「唯吾知足」，她時常教導我們要擁有一顆感恩的心，知足常樂是我們給予自己最棒的禮物，也是傳給孩子最好的典範。當我以一個母親的角度去對待他人的女兒時，自然而然就會期盼每一個女兒都能快樂又健康的長大。台灣國寶級女醫師的外婆莊博士時常掛在口中的一句話：「健康不是靠醫師，而是靠自己！」，從我認識的外婆，她畢生追求的養生精闢論點就是一本「無藥的醫典」。每個人都會經歷老化，這是生命無法抗拒的自然現象，讓我深深地體悟到：「要追求的是『有限中的無限』，超越年齡的『自由自在』，而健康是唯一的『財富』，從年輕開始，我們就要疼惜自己的身體，愛護它、傾聽它、擁抱它。」所以，每一位女性讀者當您在月經生理期間，要懂得如何好好照護自己的身體，「調經」的觀念和做法從遠古黃帝時期就有了，老祖宗累積了他們對人類身體變化的觀察和心得傳承給後代，這是無價之寶。現在在這一本新書裡，我一一呈現中西合併調經的精闢之道，還有外婆莊博士的獨家調經聖經。在此祝福每一位女性讀者安心又愉快的和您的月經做好朋友，每個月和好朋友親密相處，好好做「小月子」，就能避開因爲月經不順而帶來子宮肌瘤或子宮肌腺瘤等婦女疾病。

章美如
於台中莊園

第1卷

月經順不順和健康有關係

荷爾蒙是個小搗蛋

荷爾蒙（Hormone，又稱激素）是指由體內的某一細胞、腺體或者器官所產生的可以影響機體內其他細胞活動的化學物質。僅需很小劑量的荷爾蒙就可以改變細胞的新陳代謝。因此荷爾蒙是一種從一個細胞傳遞到另一個細胞的化學信差，從內分泌腺製造，通過血液輸送到組織或臟器，發揮增強、減弱或者停止其活動力的作用。而和女性經期有關係的女性荷爾蒙則是從卵巢分泌出來，女性荷爾蒙指的是雌激素及黃體素的總稱，可以說是老天爺賜予女性最神奇的禮物，它讓女性擁有嬌美的體態、青春的容貌、良好的生殖能力，而且對維持女性骨質密度、心血管功能及大腦記憶力有很大的功能。女性荷爾蒙的濃度對於女性的青春有關鍵性的影響，在美國就有學術研究指出，在同樣年紀的女性比較，血液中女性荷爾蒙濃度高比濃度低者至少會年輕8歲左右。

萬一女性荷爾蒙失衡，即會出現一些身體上的病變。根據學術研究報告指出，30歲是女性年輕和衰老的轉折點。21至22歲是女性荷爾蒙分泌顛峰期；30歲左右卵巢會逐年萎縮，各個生理器官會從旺盛迅速老化，體內荷爾蒙荷分泌量只有顛峰期的85%；往後會以每10年15%的速度下降，且會逐年減少，到了45至55歲期間，因爲卵巢加速萎縮，卵巢分泌的激素量也會隨之迅速下降，卵巢功能一旦減退，更年期就會來，平均在50歲上下，卵巢大約40％的功能會喪失，到了60歲時，女性荷爾蒙分泌量就只剩年輕人的1/4左右了。

女性從出生以後，卵巢就處於睡眠的狀態，直到進入青春期，受到下視丘分泌的荷爾蒙影響獲得甦醒，於是展開循環性的月經週期。在月經的循環週期裡，歷經月經期、濾泡期、排卵期、黃體期四個階段。而每一位女孩子自出生後，卵巢裡有很多還沒成熟的初級卵泡，至青春期卵泡成熟以後，平均28天左右即會排出1個成熟的卵子，成熟的卵子因爲受到腦下垂體產生的雌激素、黃體素的影響，會向輸卵管、子宮方向移動。這個時候，子宮爲了讓受精卵順利著床發育，殘留在卵巢裡的細胞會形成黃體，而且分泌黃體素，增生內膜使子宮變得又柔又軟。如果這個時候沒有受精，黃體就會萎縮，加上雌激素、黃體素的分泌減少，引發子宮內膜鬆動、剝落，同時和未受精的卵泡、血液、黏膜組織以及其他分泌物一起自陰道排出來，這就是我們所稱的「經血」、「月經」。

至於月經四時期的特性爲何？分析如下：

月經期

因爲月卵子沒有受精，子宮內膜無法發揮作用，雌激素和黃體素受到腦下垂體的調節作用，分泌量會快速下降，促使子宮內膜、沒有受精的卵泡、黏膜組織、血液和其他分泌物通過陰道排出，即所謂的「月經」。

濾泡期

假使體內的動情素過低，腦部中樞會發出相對的訊號，使得下視丘向腦下垂體釋放生殖腺素。腦下垂體受到這一個刺激，即會釋放濾泡刺激素，使卵巢細胞開始成長。

排卵期

黃體素的分泌快速上升，雌激素反而會下降，這個時候卵巢細胞成熟，卵子會離開卵巢，通過輸卵管抵達子宮。

黃體期

排卵後，卵巢裡剩下的破裂卵胞會變成「黃體」的細胞塊，且在排卵後10至14天之內製造「黃體脂酮」。「黃體脂酮」會維持子宮內膜的厚度，使血管、分泌膜更加地又柔又軟，爲受精卵的著床做好準備。此時，雌激素會稍高一點，形成另一個小顛峰後再下降，而黃體素則對女性的作用到達高峰。

在形成濾泡和分泌黃體素的時候，迷走神經和交感神經的活性會分別被激發，副交感神經作用增加，心跳反而會緩慢，所以會影響睡眠。也就是說，女性荷爾蒙的波動，或多或少會影響神經的穩定，造成女性的失眠，特別是50歲以上的更年期女性，因爲體內血清素、腦內啡等荷爾蒙下降，約有25%的女性會產生失眠的問題。

此外，在生理期間睡眠品質不好的女性，大多數會有貧血的現象，應該是鐵質流失造成神經不穩定所致。所以，建議女性多食含鐵質高的食物，可以幫助改善睡眠問題，另外在睡前喝一杯牛奶，養成固定時間上床、起床的習慣。而睡前或晚上建議不要抽菸，睡前3小時前也不要進行劇烈的運動，臥房需要通風、潔淨、光線柔和。如果上床後20分鐘後仍然無法入眠，建議聽一聽輕音樂，可以協助入眠，假使情況未見改善，建議就醫，聽從醫師的建議改善。

月經來會睡不好嗎?

爲什麼月經來會睡不好?女人生理期間的睡眠異常是指在月經前後或月經期間,睡眠時出現和平日不一樣的現象。常見的生理期睡眠異常包括失眠、嗜睡與遺尿這三種情況。

生理期的失眠,指在月經前後或月經期間,出現失眠現象,甚至整晚都沒辦法睡覺,等到生理期結束後這種不良的症狀也會隨之消失,這種現象比較常見。

在中醫認爲,這樣的症狀主要是因爲女人在生理期間,臟腑功能失調、氣血虛,心脾也弱,而肝火旺盛,陰陽之間失去平衡,所以讓人心神不寧、心情抑鬱,乃至於情緒不穩,導致無法安眠。

針對生理期失眠,要提醒讀者,要注意日常的調理,以及要調整自己的心情,保持樂觀。我的外婆莊淑旂博士時常告訴我們晚輩,在生理期間,最好在桌上擺上一束紅色玫瑰花,讓自己開開心心,也讓別人知道我們正值生理期,如果有情緒不穩,請對方要多體諒,這是一種轉移情緒的方式,也是貼心地請別人包容的事。女人在生理期避免吃辛辣的食物,要注意休息,不要喝太多的濃茶和咖啡,睡前最好用熱水泡泡腳,這些都是生理期間可以幫助睡眠的養生方法。

生理期嗜睡是指在月經前後或期間,會昏睡不醒,昏昏沉沉,睡眠時間比平常長,整天都會想睡覺，一旦有了睡意，就會很快入眠。

生理期嗜睡的狀況通常發生在體質弱、身體胖、四肢水腫或貧血者的身上。她們在月經前就有全身無力、疲憊不堪，非常想睡覺的情形。

生理期嗜睡大半是由脾胃虛弱、氣血不足、精氣虧損等原因所導致。對於患有嗜睡的女性，建議平時要加強運動，吃些改善體質的食物，或者吃十全大補丸等補品。

生理期如有遺尿，是指女性在月經前後或經期間，在睡夢中遺尿，月經過後就會自行消失，這種病症較少見，會隨著月經週期發作。在中醫認為，這種病症主要是因為肝、脾、腎功能失調引起。對於生理期遺尿的女性，建議可以服用如逍遙散等來調理。

針對以上三種生理期睡眠異常的情形，莊淑旂博士經常提醒大家，女人有三個春天，其中一個春天就是初潮來時，可以趁此時機改善我們的體質，所以月經對女人是多麼的重要，因此能夠讓我們在生理期間好好的睡覺，是應該要努力的方向。

基礎體溫是女性的家庭醫師

莊淑旂博士很早就推展要測量自己的基礎體溫，基礎體溫是女性的家庭醫師，如果習慣測量基礎體溫，可以瞭解自己身體健康的狀況，因此每個女性都應該學會測量基礎體溫。

何謂基礎體溫（Basal Body Temperature, BBT）呢?·連續不斷的睡眠長達6至8小時以上，清晨剛睡醒，體溫尚未因運動、飲食或心情影響所測出的體溫，稱爲「基礎體溫」。

瞭解基礎體溫

女性生理週期以月經來的第一天爲週期的開始，週期的長短則是因人而異，通常爲21至35天，平均大概是28天，其中又以排卵日爲分隔，分爲排卵前的濾泡期，和排卵後的黃體期。濾泡期長短不一定，但黃體期固定14天上下2天。

排卵後的第二天，由於卵巢形成黃體，分泌黃體素會使體溫上升攝氏0.6度上下，使得體溫呈現高低變化。高溫期約維持12至16天，平均14天。如果沒有懷孕，黃體萎縮停止分泌黃體素，體溫下降，回到基本線，就是月經來的第一天。如果已經懷孕，由於黃體受到胚胎分泌荷爾蒙支持，繼續分泌黃體素，體溫持續高溫。假使卵巢功能不好，無法排卵也沒有黃體形成，於是體溫將會維持低溫。

如何應用基礎體溫

約莫60年前，莊淑旂博士就提出想懷孕生子的女性，可以利用基礎體溫瞭解自己大概的排卵日。在排卵期間，每隔2天行房一次以增加受孕率。倘若是真的受孕，也可從體溫持續高溫超過16天，及早知道喜訊，且能進入產檢的步驟。倘若是久候沒有聽到好消息，可以攜帶最近3個月以上的基礎體溫表，請婦產科醫師協助瞭解並判讀，可以找出不孕原因，再尋求對策。

如果不想受孕的女性，建議不要將基礎體溫應用在避孕方面。因爲當體溫上升時，卵子已經排出來，想要再避孕其實已經來不及了。因此奉勸應該使用保險套、避孕藥、避孕器等牢靠的避孕方式。不過還是可以利用基礎體溫表瞭解自己的排卵狀況、是否有荷爾蒙失調的情形、日後是否有不孕的可能。此外，在月經不規則但仍有排卵的女性，因低溫期長短不一定，不過一般高溫期平均14天，因此可以在體溫上升後，立即知道2週以後月經將會來臨，如此可以提早安排活動行程。

怎樣測量與記錄基礎體溫

❶購買一支基礎體溫計，基礎體溫計和一般體溫計不一樣，其刻度比較密，以攝氏

36.7度（刻度24）爲高低溫的分界（36度—刻度10；38度—刻度50）。

❷ 睡前將基礎體溫表放在床邊，在隔天一早睡醒，還沒起床活動時，就將基礎體溫計放在舌頭下測量3分鐘，然後記錄在基礎體溫表上，再進行一日的活動。

❸ 如果一早醒來就測量體溫有困難者，可以在每天某一個固定時間測量，提醒事前半小時不能進行激烈運動或者飲用冷熱食物。

❹ 月經來臨和同房日必須附加記號標示，如果有發燒、飲酒、過度晚睡晚起等，也都會影響體溫的情況，請務必特別備註說明。

從基礎體溫裡，可以瞭解自己的荷爾蒙代謝是否正常？也可以瞭解胃和脹氣的情形，以及得知疲勞是否都已經消除？對女性

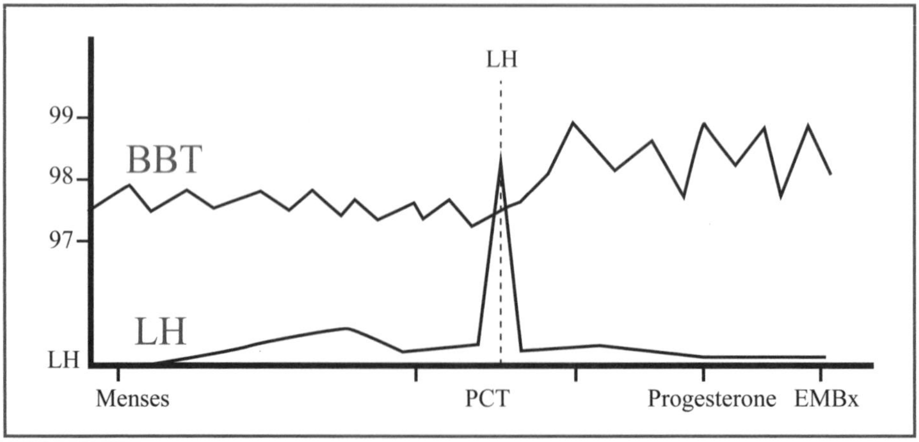

表 1：從基礎體溫表判讀 BBT

說明：上一條線爲 BBT 的婦女基礎體溫，下一條線爲 LH 的血清濃度，排卵日在 LH 的高峰後 24 小時，高溫期則從高峰後 48 小時開始。

基礎體溫表

月																															
日	1	2	3	4	5	6	7	8	9	10	11	12	13	14	15	16	17	18	19	20	21	22	23	24	25	26	27	28	29	30	31
℃ 37																															
36.9																															
36.8																															
36.7																															
36.6																															
36.5																															
36.4																															
36.3																															
36.2																															
36.1																															
36																															

表 2：基礎體溫空白表

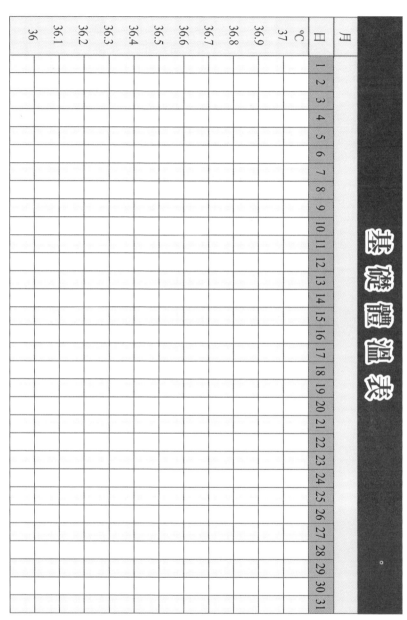

而言最重要的是，可以從高溫期和低溫期中，判斷排卵的日期、避孕或者受孕。

從基礎體溫表瞭解類型

每位女性測量基礎體溫後，如有症狀可分以下5種類型，分析如下：

❶ 排卵期緩慢上升型

正常基礎體溫由低溫期急遽上升到高溫期需要大約3天的時間，而低溫至高溫的時間需要6天以上，這一類稱之爲「排卵緩慢上升型」。這一型病因主要是陰陽失調，偏陽虛或氣虛居多，也有可能兼有氣滯血瘀或寒凝氣滯。

❷ 高溫期過短型

正常的生理週，高溫期應該要12天以上，只要高溫期在12天以下，這一類稱之爲「高溫期過短」，這一型患者以氣虛或陽虛者爲主。

❸ 高溫期體溫偏低型

無高溫期，即基礎體溫未成雙相變化，沒有高低溫的差別，低溫與高溫相差不到0.3℃。這一類以陰陽失調偏氣虛或陽虛者爲主。

❹ 高溫期緩慢下降型

月經來臨前3至5天，BBT（婦女基礎體溫）就已經開始下降，有時候會伴隨一些陰道出血。這一類以脾腎陽虛爲主。

❺ 體溫起伏不定型

整個生理週期記錄的基礎體溫呈現高低起伏的鋸齒狀。這一類以陰虛，或肝鬱化熱爲主。

建議診治方法

❶ 生理週期第6至10天，BBT為低溫期

中醫診治原則：滋補腎陰，調養衝任，兼順腎氣。

說明：促使卵泡發育，子宮內膜增生。

❷ 生理週期第11至14天，BBT由低溫變化到高溫

中醫診治原則：滋補腎陰兼補腎陽，輔以理氣活血。

說明：促使排卵。

❸ 生理週期第15至24天，BBT為高溫期

中醫診治原則：補腎陽益精血。

說明：此時是腎陽活動旺盛時期。

❹ 生理週期第25至28天，BBT急速下降

中醫診治原則：以通爲主，活血化瘀，引血歸經。

說明：自然行經，減緩痛經。

每一次來月經，記得做個小月子

莊淑旂博士提出「每一次來月經，記得做個小月子」的看法，她提醒女性不要以爲「坐月子」是專屬於產婦，事實上「坐月子」是女性調理體質、修復損傷、轉弱爲強的大好時機，所以月子做的好，很多長年纏身的病症和生理問題皆可不藥而癒，因此調理體質不必等到「坐月子」，而是從初潮開始，這也是莊淑旂博士提出女人要改變體質的最佳時機就是「女人的三春」，而第一春即女人初潮時。

女性在每個月的生理期，都是健康的調養良機，爲人父母只要多關心女兒，就可以協助女兒改變體質，無論是過敏性鼻炎、氣喘、脹氣、慢性肝炎、慢性腎炎等，都可以運用食補來逐漸改善，這樣的方式總比吃藥來得好。

總言之，生理期不正常除了因爲疾病原因以外，大部分都是不好的生活習慣引發內分泌失常所致，換句話說，大部分生理期不順皆與生活作息或飲食習慣有關。在生活習慣上，主因與工作忙碌、生活壓力大，抑制下視丘、腦下垂體的功能，導致卵巢分泌雌激素的功能不正常，甚至不排卵，所以出現月經週期混亂的現象。飲食上，包括三餐不定時、不定量，常吃速食、肉類和油炸食物，不常吃有豐富纖維的蔬菜水果，引起便祕，一旦直腸內塞了太多的糞便，子宮頸被迫往前推移，導致子宮體後傾，日積月累，引發子宮壁充血、失去彈性，出現月經週期不規律。而愛吃冰冷食物或常在經期感冒的女性，也會使骨盆腔內的血管收縮，使卵巢功能失衡，出現經量太少、閉經等現象。幸好這些異常現象都可在月經期、濾泡期、黃體（後）期，分階段調養，就可以獲得改善。

在此建議過於忙碌的女性，可以採取5天一大階段的調養計畫，即將生理期分為中、後、前三個不同的階段，分別進行淨化、滋補、調養與休息4個步驟，不但容易做，也不會忘記。

月經期間，可以洗頭嗎？

對於「月經期間可以洗頭嗎？」的問題，長輩都會勸您最好不要。但現在在網路上也盛傳這樣的看法：經調查發現，大部分的子宮頸癌病患，在經期有洗頭的習慣，而且表示生理期間洗頭，不是冷不冷的問題，而是這種做法會導致子宮收縮不完全，應該排出的汙血沒有排乾淨，而殘留在子宮內，日積月累，使體內荷爾蒙分泌不平衡，長久累積而致癌。因此我們需要瞭解，到底月經期間，可以洗頭嗎？

女性經期洗頭真的會致癌嗎？

女性在生理期洗頭是否真的會致癌？

針對這一點，醫學界有人指出，月經情況與荷爾蒙分泌之間的關係是，荷爾蒙影響月經到來，但月經情況不會影響身體荷爾蒙的分泌狀況。

此外，如果生理期因爲不良生活飲食習慣，或者生理期洗頭等，對經血排出造成影響，導致淤血停留子宮內，長期下來是會造成身體的病變，但不一定屬於細胞癌變的情況。

而且，經血並不是汙血，而是人體正常的血液。經血也不會「殘留」，因爲經血一旦產生，便會從子宮頸口進入陰道，然後排出體外。此外，影響子宮收縮的因素大多數與內分泌有關，經期分泌的前列腺素、血栓素等都能促使子宮收縮來止血。促進經血排出也是子宮收縮的結果之一，如果真的有什麼原因引起「子宮收縮不完全」，後果將是陰道不停地流血，而非「殘留」在裡面。

經期洗頭有哪些害處？

既然經期洗頭的危害沒有那麼大，是不是就可以在月經期內洗頭了呢？其實不然，雖然經期洗頭沒有特別大的危害，但還是會對生理期的女性造成相當的影響。

❶ 痛經

莊淑旂博士常說，「頭爲六陽之首，子宮爲任脈的起點」。生理期間，血液循環會比較差，洗頭會造讓血液集中至頭部，影響子宮血液循環，使子宮內的血液沒有辦法順利排除乾淨，因此容易造成經血量的減少或經痛。

因爲髮根上的毛孔張開，倘若這個時候受了風寒，就容易導致頭痛的問題，特別在晚上或睡前洗頭。夜晚爲陰，頭爲六陽之首，陰陽相背的情況下，頭痛的情形會更嚴重，如果頭髮沒有完全乾就去睡覺，在身體抵抗力及代謝力低的情況下，各種疾病很容易侵身。

經期洗頭的注意事項

台灣是亞熱帶的氣候，每當夏季天氣炎熱，許多女性比較注重衛生和外表，生理期對女性來說是一個很容易讓自己氣色不好的時候，所以如果一定要洗頭，建議記得一些注意事項：

❶ **最好不要在月經來的前2天洗頭，這時女性身體抵抗力最低。**

❷ **假使一定要洗頭，可以選擇在第三天的白天洗頭。**

❸ **洗頭的時間不要過長。**

在洗完之後，一定要立即把頭髮洗淨，吹乾了之後，才可以戴帽子或者上床睡覺，否則很容易出現頭痛的現象。

月經期間，怎麼像個黃臉婆？

女性在生理期總會出現氣血不足的症狀，這時候臉色就會暗淡無光。如果是這樣，生理期要如何補血才能減輕經期不適，讓每位女性可以輕鬆度過這個讓人不舒服的階段呢？

建議您，在月經快要來的早上，可以喝一些含糖的飲料。

在生理期間，只有保持血氣充足，我們才能平穩地度過，並使身體保持充沛的體力和能量。

要如何才能保證生裡期的氣血充足呢？在月經快要來的早上，您可以喝一些含糖的飲料，吃些有糖分的蛋糕、糖果等，以防止血糖不穩定、減少頭暈、無力等症狀。簡言之，「棗糕」最適合這個時候的身體需要。

有些女性正處於減肥時期，建議可以吃些全麥麵包、燕麥等食物。因爲它們含有較多的粗纖維，能改善腸胃道功能，增加血液中鎂的含量，有鎮靜神經、保持心情愉快的作用，而且有助於清理腸道，減少色斑和惱人的痘痘，是一舉數得的好方法。

在上班時，可以準備一些像核桃、腰果、開心果等富含卵磷脂和維生素B群的食物。這些食物可以增強身體抗疲勞的能力，同時能促進黏膜再生。吃午餐與晚餐的時候，再適量搭配一些肉類、蛋、豆腐、黃豆等高蛋白食物，補充經期所流失的蛋白質、礦物質。

生理期間過長而導致失血過多的女性，建議多吃菠菜、茄子（不要去皮）、蜜棗、紅菜（湯汁是紅色的菜）、葡萄乾等食物來補血。關於這樣的狀況，在此提供一個補血的小偏方——升血茄子。升血茄子是一種食療法，其中食材，如艾葉能暖子宮、散寒除濕、調經止血；而帶皮的茄子富含營養物質，其中的維生素B能調節新陳代謝，促進細胞生長和分裂（包括促進紅血球的產生，預防貧血發生）。這兩個食材搭配料理，可以補血補身。以下介紹材料和做法：

材料：茄子2根，柿子3個，艾葉3g，薑、老抽、生抽（醬油）適量、鹽少許

做法：

❶請先將茄子洗淨，切段，柿子切塊，薑切絲。

❷再將茄子、薑絲放入油鍋中翻炒，然後放入柿子繼續炒2分鐘，再放入少量老抽、生抽和艾葉，食鹽少許，燜3分鐘，即可食用。

月經期間，可以吃冰嗎？

許多女性都有經痛的煩惱，有的只是輕微不舒服，有的則會痛到在地上打滾，幾乎不能正常作息，因此要如何自在地度過每月一次的生理期，可以說是每位女性最大的希望，但是幾乎中西醫都主張生理期不要吃冰，中醫甚至提出在生理期吃太多冰品、冷性食物，可能會提高不孕機率的警示。

到底，月經期間能不能吃冰呢？中醫或西醫都說「不可以！」西醫認爲吃冰的話，血液跑到腸胃，會影響子宮附近的血液循環，嚴重還會導致經痛。

中醫則提出，排卵期吃冰，會使子宮內膜溫度下降，容易造成月經失調、經期不規律、子宮寒，大大提高不孕機率。

莊淑旂博士說，女性最容易出現荷爾蒙困擾的時期就是生理期，在體溫上升的時候，情緒容易感到不耐煩或莫名的胸脹、胸悶，這是一種自然現象，這時假使喝冰水降溫，縱使可以達到冷靜情緒的作用，不過極有可能引起卵子停滯在卵巢內沒有辦法排出，甚至產生病變。而且，現代女性體內荷爾蒙的干擾，主要來自食物，特別是動物性荷爾蒙，例如吃雞肉、豬肉等，這些動物皆有施打生長激素的可能，一旦吃的食物裡含有這些荷爾蒙，非常有可能提高了女性月經不調、子宮肌瘤、子宮內膜異位的機率。

莊博士進一步指出，像西醫對子宮機能的研究對象，大部分來自於動物，例如排卵、調經與避孕的藥物，本身都屬於荷爾蒙的增加或阻斷，如果人體適應這種外來的荷爾蒙，就會干涉到體內荷爾蒙的正常分泌，假使干擾形成，體內組織容易產生病變，因此女性乳癌、子宮瘤、子宮內膜異位病例就會特別多。

有些女性因爲生活緊張導致長期便祕，而子宮跟胃腸關係緊密，莊博士提過，古人說的「牽腸掛肚」，就是指這種因情緒而起的病症，而且有些人會發生經痛，也是因爲走胃腸的經脈跟主管排卵的經脈互相影響的關係。如果有人長期便祕，月經來潮時就可能整個肚子絞痛，既來月經又腹瀉，雖然把宿便清除乾淨是好現象，但導致這種經期一來就腹瀉的原因，卻是不好的現象，莊博士認爲平時就應該排泄正常，不應該是月經來才一次排乾淨，如果平常排便順暢，相對地經痛就會減緩許多。

另外，運動也可以改善心情，調整腸胃，所以運動可以促使體內排出堆積的廢物、髒東西，每位女性想要輕鬆度過生理期，就需要正常的排泄、規律的運動，來促進體內新陳代謝，同時注重飲食的營養均衡。

莊淑旂博士建議您吃什麼？

在生理期間，可以吃哪些食物呢？不可以吃哪些食物呢？莊淑旂博士提出她的建議，各位讀者可以參考。

❶ 含鐵豐富的食物

生理期間人體鐵質和血分嚴重減少，如果進食富含鐵的物質可以促進血紅蛋白的合成，避免缺鐵現象出現。大豆、菠菜等植物裡含鐵豐富，不過植物鐵在人體中的吸收率較低，所以最好是吃含鐵豐富的動物食物，例如新鮮魚肉、瘦肉、動物肝臟、動物血等，這些食物的生物活性大，容易被人體吸收。水果中，櫻桃的含鐵量高居各水果之首，在生理期建議多加食用。

❷ 安神怡情的食物

生理期間女性時常煩躁不安、情緒雜亂，此時吃一些具有安神和舒緩情緒的食物，可舒緩這些症狀。香蕉不但有安神的作用，多吃更可以使人體內產生一種令人感到快樂的物質，從而解決煩躁問題。此外，牛奶也有清心安神的作用，在睡前喝一杯熱牛奶可以有效減輕各種不適症狀。倘若在牛奶中加入蜂蜜就更好了，因爲蜂蜜中的鎂元素有鎮定作用，對痛經也有一定得療效。

❸ 多吃魚類

女性在生理期之所以會出現情緒憂鬱易怒等症狀，就是由於內分泌激素受經期影響產生了變化。專家發現，一種叫 Omega3 脂肪酸的物質可以有效平衡內分泌激素，緩解抑鬱情緒，從而抑制抑鬱症的發作。Omega3 脂肪酸在一些魚類中含量豐富，如三文魚、沙丁魚等。

❹ **補氣疏肝的食物**

可以補氣疏肝的食物，例如玫瑰花，有疏肝理氣的作用，建議沏茶時放幾朵玫瑰花瓣是很好的，另外，烏梅、冰糖煮水也是不錯的選擇。

在生理期間須注意的飲食事項如下：

❶ **忌吃生冷食物，宜吃溫熱食物**

生理期飲食應該以溫熱爲宜，可以適當吃些海帶、大棗、高粱米、羊肉等食物，少吃梨、菱角、冬瓜、大麻仁等寒涼、易瀉食物。

❷ **忌吃酸辣刺激食物**

生理期在飲食上應該選擇清淡和易於吸收的食物，避免吃過酸和刺激性較大的食物，如山楂、食醋、酸菜、辣椒、胡椒、芥末等。

❸ **懂得葷素搭配，防止缺鐵**

生理期很容易出現缺鐵的現象，所以在飲食上要注意葷素搭配，可以適當吃菠菜、大豆等含鐵較豐富的蔬菜，也要多吃魚、瘦肉等含鐵豐富的肉類食物。滿足經期對鐵的需求。

此外，女性朋友們在來月經時還要留意一些小地方，例如在選擇吃的時候，是吃葷菜，還是吃素菜。就月經期吃什麼菜好呢？一般情況來說，在月經期間應該吃一些補血的，比如牛、羊肉、雞肉、紅棗、豆腐皮等。

而女性在生裡期間，抵抗力會下降，情緒容易波動，有些女性還會出現食慾差、腰酸、疲勞等症狀。因月經失血，特別是月經過多的人，每次月經都會使血液的主要成分血漿蛋白、鉀、鐵、鈣、鎂等流失。

生理期間，還應補充一些有利於經水之行的食物，如羊肉、雞肉、紅棗、豆腐皮、蘋果、牛奶、紅糖、當歸、桂圓等溫補食物。有食欲差、腰痛等症狀時，飲食宜選用營養豐富、健脾開胃、易消化的食物、如大棗、麵條、紅豆粥等。爲保持營養平衡，應同時食用新鮮蔬菜和水果。食物以新鮮爲主，不僅味道鮮美，易於吸收，且營養破壞較少。因此在月經過後5日內，應補充蛋白質、礦物質及補血的食物，選用既有美容又有補血活血作用的食物和中藥。以下提供2道補血的湯飲，不妨試飲看看。

山楂桂枝紅糖湯

材料：山楂肉15克，桂枝5克，紅糖30克。

作法：將山楂肉、桂枝裝入鍋內，加清水2碗，用文火煎至一碗時，加入紅糖，調勻，煮沸即可。

功效：具有溫經通脈，化淤止痛功效。適用於女子寒性痛經症及面色無華。

韭汁紅糖飲

材料：鮮韭菜300克，紅糖100克。

作法：將鮮韭菜洗淨，瀝乾水分，切碎後搗爛取汁備用。紅糖放入鍋內，加清水少許煮沸，至糖溶後放入韭菜汁內，即可飲用。

功效：具有溫經、補氣之功效。適用於氣血兩虛型之痛經，並可使皮膚紅潤光潔。

其他還有可以讓生理期更舒適的飲料，如桂圓紅棗茶、養生茶、貞味丹蔘、紅糖姜水、黃耆枸杞茶、玫瑰花茶（如果會經痛，可以喝點玫瑰花茶）。

月季花茶

具有行氣、活血、潤膚之功效。適用於月經不調、痛經等症。

薑棗紅糖水

用乾薑、大棗、紅糖各30克。將乾薑切碎末，大棗去核，加紅糖煎，喝湯，吃大棗。具有溫經散寒功效。適用於寒性痛經以及黃褐斑。

藕蓮飲

鮮藕節、鮮白蘿蔔、鮮旱蓮草各500克。洗淨、搗爛、取汁，加適量冰糖飲之。

有清熱涼血，止血固經之功效。

生理期間，您是不是很想吃點甜甜的食物呢？其實這是身體的需要，平時不敢吃甜食，認爲會發胖的女性，在月經期間可以吃點蛋糕、巧克力，幫助汙血代謝，而且不用擔心會發胖。

不過，生理期間吃的甜食，不包括冰淇淋這樣生冷的東西，也不包括油炸的食物，這些食物都會對行經不利，有痛經情況的女性，平時最好也不要多吃。

生理期剛來幾天可以多吃點麻油豬肝，幫助廢血排出。後幾天可以吃麻油腰花。此外麻油炒蛋加九層塔也是不錯的生理期食物。

在來月經的時候，吃紅豆湯、桂圓湯、八寶粥、薑汁薏苡仁粥都是好點心，還有酒釀煮蛋也很好。由於來月經損耗了血氣，還可以適量補充含鉀、鐵的食物，如紅棗蓮子湯（記得蓮子要去苦心），排骨玉米湯，甜酒雞蛋湯。

薑汁薏苡仁粥

乾薑10克，艾葉10克，薏苡仁30克。將前兩味水煎取汁，將薏苡仁煮粥八成熟，入薑、艾汁同煮至熟。具有溫經、化瘀、散寒、除濕及潤膚功效。適用於寒濕凝滯型痛經。

生理期後期，可以考慮喝一點生化湯（經期喝的，不是坐月子喝的生化湯，問中藥房就知道），可以讓身體髒血徹底排乾淨。身體裡髒血若不排出乾淨，長期累積很容易造成子宮內膜炎、肝病、紅斑性狼瘡等疾病。爲什麼女生比男生不容易得肝病呢？據說就是因爲每月的經血將身體中的毒素排泄乾淨，所以比較不容易得肝病。

月經結束之後，還需要調養，此時宜吃四物湯。有些人認爲在經期來時喝四物湯，是錯誤的，要等到髒血都排除後再喝四物湯補血才有效果，否則就白補了。四物湯煮時可以放點排骨或雞肉，最好加點米酒。

在一日三餐中，月經期間要注意多吃什麼呢？應補充一些有利於「經水之行」的食物，例如羊肉、雞肉、紅棗、豆腐皮、蘋果、薏苡仁、牛奶、紅糖、益母草、當歸、桂圓等溫補食物。

月經期間適合吃的水果：可以吃香蕉，甜橙，榴蓮，人蔘果，番石榴，奇異果等水果。有痛經的女性，建議最好少吃蘋果。而體質比較好的女性，蘋果、梨等水果也可吃。

在月經排乾淨後1至5日內，建議多補充蛋白質、礦物質與補血的食物。選用一些既有美容又能補血活血作用的食物和中藥，例如牛奶、雞蛋、鴿蛋、鵪鶉蛋、牛肉、羊肉、豬胰、芡實、菠菜、櫻桃、桂圓肉、荔枝肉、胡蘿蔔、蘋果、當歸、紅花、桃花、熟地等，都是不錯的選擇。生理期間的女人很脆弱，最需要注意飲食。莊博士特別提醒女性在生理期間最好不要像平常一樣，隨便馬虎應付就過了。生理期間吃對了，就能減緩痛經，解決經血少、經血過多的問題，何樂而不爲呢？

以下是生理期坐「小月子」食譜的原理，各位不訪參考一下。

❶ **麻油豬肝：**破血，將子宮裡的血塊打散，以便排出。

❷ **紅豆湯：**利尿，幫助體內的廢水經由排尿排出。

❸ **生化湯：**活血化瘀，排除經血，收縮子宮。

❹ **油飯：**糯米有黏性，可以刺激腸子，幫助蠕動並能防止內臟下垂。

❺ **麻油雞：**補充養分，恢復體力。

❻ **月子水：**生理期「月子水」料理湯頭，不含酒精成分，可安心飲用。

生理小月子貼心食譜

生理期第一天到第二天：

生理期第一天到第二天飲食方面要注重在排除體內的廢血、廢水、廢氣和陳舊的廢物。

生化湯（經期喝的，不是坐月子喝的）

生化湯主要功用在於養血、活血和化瘀，在生理期第一和第二天建議每天服用一帖，一方面可以活血補虛，一方面可以提高抵抗力，也有收縮子宮的作用。

材料：一日份

當歸8錢、川芎6錢、桃仁（去心）5分、烤老薑5分、炙草（蜜甘草）

5分

做法：❶月子水700cc，放入藥材，慢火加蓋約煮1小時，這時水約剩下200cc，將藥汁倒出來備用。

❷第二次再放入鍋內月子水350cc，和第一次煮法相同，約剩下100cc。

飲用方式：一日至少喝3次，在三餐飯前每次喝完100cc，也可以放在保溫杯裡當茶飲用。

麻油炒豬肝

生理期第一和第二天要多吃能化血的食物，子宮呈真空狀態，運作活潑，生理機能和內分泌、荷爾蒙也就能恢復協調。

材料：一日份

豬肝約500到700公克、帶皮老薑40公克、胡麻油80cc、月子水600cc

做法：❶先將豬肝洗乾淨，切成1公分厚度。

❷將老薑刷洗乾淨，帶皮一起切成薄片。

❸將麻油倒入鍋裡，以大火燒煮。

❹放入老薑，再轉小火，爆香到薑片的兩面都起皺，呈現褐色，但不能焦黑。

❺轉大火，放入豬肝快炒到豬肝變色。

❻加入月子水煮開，立即將火關掉，即可食用。

食用方式：可分2碗，在生理期第一和第二天當早餐、午餐的主食，這時候也可搭配「莊老師杜康」或飯、麵來吃，不敢吃太油膩的人，建議將浮在湯上的油撈起來另外用來炒菜、炒飯。

油飯

糯米帶有黏性，可以適度刺激腸子蠕動並防止內臟下垂，豬肉、香菇、蝦米加入糯米，更有香味，也可視爲好吃的炒飯，但建議不可吃太多，避免脹氣或消化不良。

材料：二日份

糯米120公克、去柄香菇12公克、紅蘿蔔12公克、大蒜12公克、五花肉65公克、蝦米12公克、帶皮老薑適量、胡麻油適量、月子水400cc

做法：❶先將糯米洗過，放入濾水盆內，濾乾水分。

❷將洗過的糯米加入月子水裡泡8小時後濾乾。泡過的水不能倒掉，需要另外放到容器備用。而月子水必須蓋過糯米。

❸把去柄的香菇和蝦米泡入做法2留下來的泡水，泡軟以後將香菇切成粗條狀。

❹帶皮老薑和五花肉、紅蘿蔔都切成粗條狀。

❺鍋子加熱後放入4大匙的胡麻油，把帶皮的老薑和大蒜片下鍋，炒成淺褐色，散發出香味。

❻加入蝦米、香菇、五花肉和紅蘿蔔，炒到香味出來就取出。

❼鍋裡需要重新加熱，放入3大匙胡麻油，糯米下鍋炒到有黏性時，再放入做法6裡的材料一起炒。

❽把炒好的材料裝入蒸鍋裡，再放入泡過的蝦米和香菇的月子水，份量必須蓋過所有的材料。

❾放入蒸籠或電鍋裡，蒸熟，即可食用。

食用方法：油飯每天可吃1到2碗，多吃則不容易消化。

紅豆湯

紅豆有利尿消腫之效，可在生理期第一和第二天每天食用1碗即可。

材料：二日份

紅豆130公克、黑糖100功課、月子水1000cc

做法：❶把紅豆放進月子水裡，加蓋泡8小時左右。

❷以大火煮滾後再轉中火，繼續煮20分鐘（必須加蓋）。

❸然後熄火，加入黑糖攪拌後，即可食用。

食用方法：每天1碗，當成餐後點心食用，甜度可依個人喜歡來增減。

魚湯

魚有豐富的鈣質，可以補充營養。

材料：一日份

魚適量約120公克、帶皮老薑15公克、胡麻油60cc、月子水500cc

做法：❶將魚洗乾淨，老薑刷洗乾淨，帶皮一起切成薄片。

❷胡麻油倒入鍋裡，以大火燒熱。

❸放進老薑再轉小火，爆香到薑片的兩面都呈皺起狀，呈現褐色，但不焦黑。

❹轉大火，放入魚和月子水煮開，再轉小火，加蓋，然後煮5分鐘左右，熄火，即可食用。

食用方式：

每天1碗當晚餐的主食，可以搭配「莊老師仙度康」或飯、麵一起吃。

生理期第三天到第四天 飲食方面要注重在收縮子宮、骨盆腔。

生理期第三天到第四天：

麻油炒豬腰

生理期第三到第四天，建議吃麻油炒豬腰，把豬腰用麻油、老薑和月子水一起來烹煮，有助於婦女的新陳代謝和促進收縮骨盆及收縮子宮的作用。

材料：一日份

豬腰1副（即2個豬腰）、帶皮老薑40公克、胡麻油80cc、月子水600cc

做法：❶先將豬腰洗乾淨後對開切成兩半，把裡面的白色尿腺剔出來。

❷將清理乾淨的豬腰在表面斜切幾條裂紋後，切成3公分寬的小片。

❸老薑刷洗乾淨後，帶皮一起切成薄片。

❹把麻油倒進鍋裡。以大火燒熱。

❺放入老薑，轉成小火，爆香到薑片的兩面都起皺，成褐色，且不焦黑。

❻轉成大火，放入豬腰片炒到變色。

❼加入月子水煮開，立即把火關掉，即可食用。

食用方式：

建議分成2碗，在生理期第三和第四天當早、午餐主食吃，可以搭配「莊老師仙度康」或飯、麵一起食用。

甜糯米粥

爲了調整腸子蠕動的機能，可以在生理期間多食用糯米調理的食物，除了油飯外，甜糯米粥有也是一道很好的料理。

材料：三日份

糯米75公克、桂圓肉45公克、黑糖100公克、月子水1000cc

做法：❶把糯米和桂圓肉放進月子水裡，加蓋泡8小時。

❷把已經泡過的食材，以大火煮滾後改以小火加蓋煮大約1小時。

❸熄火，加入黑糖攪拌後，即可食用。

食用方式：第三到第四天每天1碗，可當午餐後的甜點。

藥膳

生理期間的婦女大多有氣血兩虛的現象，到了生理期第三到第四天，應該要適時補充一些補血、補氣、補筋骨的中藥膳，不過要提醒的是，不可使用藥性過強的藥膳，避免「虛需不受補」的現象，產生反效果。

生理期第五天到第七天：

麻油雞

經過第一和第二天的排泄及第三天到第四天的收縮後，第五天開始要吃培養體力、補充營養最佳的調養食材——麻油雞。

材料：一日份

雞肉半隻、帶皮老薑50公克、胡麻油100cc、月子水800cc

做法：❶雞肉洗乾淨，切成塊狀。

❷老薑洗刷乾淨，帶皮一起切成薄片。

❸將胡麻油倒入鍋裡，以大火燒熱。

❹放入老薑，轉成小火，爆香到薑片的兩面都皺起來，成褐色，旦不焦黑。

❺轉大火，將切塊的雞肉放進鍋裡炒，直到肌肉約7分熟。

❻把已經備好的月子水從鍋裡的四周往中間淋，全部倒入後，蓋鍋煮，滾後即轉為小火，再煮到20分鐘左右，即可食用。

食用方式：

分成2碗，在生理期第五天開始當早、午餐的主食，可以搭配「莊老師仙度康」或飯、麵一起食用。

甜糯米粥　材料、做法、食用方式同第三到第四天的料理。

油飯　材料、做法、食用方式同第一到第二天的料理。

魚湯　材料、做法、食用方式同第一到第二天的料理。

藥膳　食用方式同第三到第四天的料理。

|第2卷|

知道「好朋友」的祕密越多越好

一定要交往的「好朋友」

當一個女孩的身體逐漸成熟，她的卵巢慢慢地發揮了功能——週期性的排卵和製造荷爾蒙，此時子宮會因為荷爾蒙的刺激，在子宮內部發展出一層厚厚的內膜層，預備迎接受精卵在這裡孕育成長。假使沒有受孕，這一層的內膜將會在排卵後的2週內崩解，隨之而來就是血液經過陰道排出體外，這也就是所謂的「月經」。從初經起，代表我們眼中的小女孩長大了，女孩的身體具備了受孕的能力，所以在還沒有準備好擔任「母親」的角色前，千萬要小心，懂得保護自己，避免沒有避孕措施的親密行為。

在初經來潮的前幾年，卵巢經常沒有辦法規則的週期性排卵；所以月經常會有不規則的現象，通常在1或2年以後，伴隨著身體的成長，月經逐漸的會變得比較有規律。不過，個別的差異很大，一般而言，月經的間隔21天到40天都還算正常，來潮的時間以2到6天是為常見。每一次月經的量在20到60 ML。如果出血時間太長（7天以上）或經血量太多（大於 80 cc）或2個月以上不來月經，建議應求助於婦產科醫師，接受進一步的檢查及診治。

經前症候群

在月經來潮的前幾天，有些人會有腹脹、背痛、頭痛、胸部脹痛，噁心，食慾欠佳等生理症狀。在精神上較常見的是不穩定的情緒、缺乏耐性、精神緊張和焦慮等現象。這些症狀通常在月經來潮前的幾天會出現，症狀逐漸加重，再慢慢恢復爲正常狀態，通常在月經結束時便會改善好多了。假使能視月經爲正常的生理過程，可減輕患者對月經前不適症狀的恐懼感，假使不舒服的感覺超過一般忍受的範圍，應該要到醫院進行檢查及治療，在飲食方面建議避免吃過鹹的食物，避免水份的蓄積，以減輕身體的不適。

痛經

大部分的女性都會有痛經的情況，如果痛經的原因，不是身體有其他病灶所引起，則稱之爲「原發性痛經」。這一種情況通常在初經後1至2年就會出現，一般影響年輕女性，不過有人會持續到中年40歲左右。其原因是子宮內膜分泌過多前列腺素，導致子宮收縮的頻率太快或收縮太強烈。這一種疼痛經常隨著來潮的前幾個小時開始，持續2到3天。如果有適當的身體活動、足夠的休息、良好的姿勢、給予腹部按摩或以暖水袋熱敷腹部、以溫水入浴，避免冷水浴，通常都可減輕痛經的程度。如果需要服用止痛藥，建議找醫師診治，確定痛經不是身體有其他病因而引起。如果是子宮內膜異位症、子宮發炎、子宮肌瘤，子宮內膜瘜肉等原因而引起，醫師一般會開立抑制前列腺素合成的止痛藥。這種藥必須在開始感到有不適或之前幾小時就服用，能得到比較好的效果。不過，假如有腸胃道潰瘍則不適宜服用。

如何調整月經

假使痛經或經前症候群很明顯的女性，想要避免重要考試或出外旅遊時有月經來潮，可以向醫師求救，藉藥物來調整月經。最好能提早1到2個月，就先找醫師商議如何調整月經的日期，醫師會視病人的情況，給予黃體素或低劑量的口服避孕藥，一般這些藥物也可減少月經的不適。提早找醫師商議調整，可用比較少的藥量調整月經，使身體容易適應，這是比較安全的建議做法。

「月經」是老天爺賜與長大的女孩一份特別的禮物，我們不要害怕和擔心，多瞭解月經，因相知而相惜。讓月經成爲我們真正的「好朋友」，伴隨我們度過一生的精采歲月。

初潮前，身體的變化

女孩在6到8歲的時候，分泌的荷爾蒙量增多。這會促進生長，而且偶爾會出陰毛在青春期之前就開始萌芽的現象。

往後便是性腺功能初現，女孩身體分泌的男性荷爾蒙和女性荷爾蒙增加，這對行爲幾乎有影響，不過它會影響第一性特徵和第二性特徵。

當出現第一批身體變化，青春期就開始了。這個食期典型的情緒暴動和攻擊性與大腦裡龐大的改造過程很有關係。

第一次月經（初潮）來臨的時間大約是12歲。男孩子在2年之後到達青春期。初潮要一直等到女孩身體脂肪含量達到約17％的時候才會來。在這之後，她的有機體才有了懷孕的儲備。不過這並不意味著，體重過重的女孩進入青春期的時間會自動提前。初潮和很多其他的因素有關。假使壓力過高，有可能月經提早到來。

女孩8到14歲時，胸部和陰毛會開始發育。通常在15歲的時候，胸部發育趨向停止。原則上，腋毛生長和初潮發生在10到16歲之間。在10到14歲的時候，女孩在1年裡可以長高約9公分。脂肪堆積在臀部、大腿和腹部，盆骨變寬。16到17歲的時候，大多數的女孩已經發育成熟。

男孩9到13歲時，睪丸首先會變大，1年之後陰莖也會長大。同時腋毛開始生長，大約12歲時腋毛也開始成長。很多男孩必須要等更久的時候才會長胡鬚。第一次射精發生在11到15歲之間，有的情況發生在睡覺的時候，而大部分情況藉助於手淫。大約12到15歲時，男孩會進入變聲期。12到16歲的時候，男孩每年最多會長10公分。肩膀變寬，肌肉細胞加倍增長，體力增加。17到19歲的時候，大多數男孩會長到自己最後的身高。青春期的開始和結束是因人而異，因此只能提供大概的年齡說明。孩子在12到14歲時，應該到兒童醫院做預防性檢查，這是一項有關孩子身體和智力健康的重要檢查，提供給家長們瞭解。

初潮，就是女人的第一春

初經，又稱爲「初潮」，是指第一次月經。代表少女的身體經歷青春期的變化。初潮通常在胸部開始發育後1、2年出現。大多數女孩的初經多在9至16歲，以13至14歲爲最多。但也有人提早在8歲或延後到17、18歲。初經的早晚與身體的發育狀況、健康情形、氣候條件、自然環境、遺傳、種族等因素有關。

莊淑旂博士說女人的一生有三個健康關鍵期：月經初來時；懷孕生產時；停經更年期時。莊博士特別強調女性應該在這三個脫胎換骨的生命關鍵時刻，爲一生健康打下紮實基礎，活得精采而快樂。莊博士還爲這三個關鍵期稱爲「女人的三春」，而初潮視三春裡的第一春，如果家裡有女孩的讀者，更要注意初潮的調養對女孩的健康有多麼得重要。

初潮代表子宮內膜受到雌激素刺激而發育，也代表從子宮到子宮頸到陰道的「通路」打開了。初潮以及隨後的月經可能並不和排卵一起發生。但也有在初潮前1至2週排卵的罕見例子。東方女性初經的平均年齡在12至16歲，不同國家的統計略有些微不同，和飲食習慣、氣候有關。有一種很罕見的例子，是初潮出現得非常早，早於乳房發育和其他青春期發育。這種症狀稱爲「月經早熟症」（Premature menarche）。診斷爲此症狀前必須先排除其他造成流血的可能原因。

初潮在乳房發育後超過3年仍未出現，則稱爲「原發性無月經症」（Primary amenorrhea）。原發性無月經症者，有約30%和基因異常有關，造成生殖腺機能較差或是生殖器官發育不全，在解剖學上有處女膜閉合造成無月經的狀況。

部分女性的初經發生在18歲，不過一般認爲如果在16歲時尚未有初經，就應該請醫師進行診斷。引起初經遲到的原因可能是體重過輕或過重，這兩種原因都是因爲身體內脂肪比例過低和過高，影響了卵巢的正常生理功能，造成初經慢來。此外，掌管內分泌的腦下垂體機能是否正常，生殖相關腺體產生腫瘤、服用藥物、精神壓力等，都極有可能影響初經到來的時間。而初潮被視爲女人的第一春，也是女孩青春期最醒目的里程碑。

因少女發育最需要的營養素是鈣質、維生素D、維生素A、維生素C、礦物質鎂、礦物質鋅、蛋白質。建議可以多吃下列食物：

❶ 肉類，提供蛋白質：豬肉、牛肉、雞肉、魚肉、蛋等。可以製造細胞，增強和修補身體組織。

❷ 五穀類，提供碳水化合物：飯、麵、麵包、餅乾等。可以供應熱能。

❸ 奶蛋類，提供鈣質和蛋白質：牛奶、起司、豆腐、果仁。可以使骨骼健康。

④蔬果類，提供纖維質：番茄、紅蘿蔔、柳橙、蘋果、瓜菜。可以增強身體抵抗力。

而「初經」的變化有以下的現象：

❶初經後的5年內，特別是前2年，由於卵巢功能還沒發育完全、排卵不穩定，月經週期大多不規律，一般間隔21至42天不等。再加上這個時期的少女多有課業或生活上的精神壓力，時常使經期不規則的情況變本加厲，有時候好幾個月不來月經，或來幾次月經後又中斷，或提前、間隔不一，經血量也忽多忽少等。

❷事實上，少女時期的月經不規則、不正常，原本就屬於自然現象。不必特別治療，通常會等到生理機能成熟後，經期自然逐漸趨於穩定，所以不必過多擔心。

❸少女的月經量不多也屬於正常的現象。假使經血量少到只有幾滴，或者每次都持續10天以上，也會造成頭暈、虛弱等身體不適狀況，建議應該找合格的醫師按照體質來調理。

排卵的這幾天，要美得不得了

莊淑旂博士經常提醒我們，在28天的週期裡，有1天要特別的注意，那一天就是排卵日。

爲何要特別去注意呢？對於想要避孕的女性或者想要懷孕的女性而言，排卵日會是非常重要的一天了。從健康的角度來說，排卵日是女性健康與否的指標之一，一旦該排卵而沒有排卵，就要趕快去看醫師。莊博士建議女性遇到排卵日那一天，最好在桌上插一朵紅色的玫瑰花，除了賞心悅目讓自己看了心情好一點外，也偷偷暗示家人或同事，我正在生理期，如有情緒不穩定，請大家多多包容和體諒；除此之外，穿一些讓自己舒服的服飾，打扮的清爽、漂亮，這樣別人看您很漂亮，自己也會很愉悅。有時候我們看到正值月經期的女性，蓬頭垢面，自己看了都會不舒服，不僅身體不舒適，心理也會受到影響，所以莊博士提醒從排卵日開始，就要讓自己美得不得了，保持身心的愉快，比什麼都重要。

排卵日是荷爾蒙代謝的分歧點，這一天，女性的身心也會因爲排卵受到影響，嘗試不要讓自己太勞累，好爲下一次的生理期順利打下美的基礎。

以下是提醒每位女性瞭解排卵日的相關知識：

❶ 月經週期

對月經週期正常（介於28至40天）的女性來說，排卵的機率高達9成以上，可以按照週期性，計算下次月經來臨的日期，再往前減掉14天，就可輕輕鬆鬆算出排卵日。

❷ 自覺徵兆

有些比較敏感的女性，時常很準確地「感覺」自己排卵了。這些徵兆有下腹部飽脹感、腹腔內刺痛感、陰道黏液帶點血絲及陰道分泌物增多等。週期性出現這種徵候，大部分可以肯定9成以上是有排卵，而且一般在這些徵兆後1、2天左右排卵。

❸ 基礎體溫表

以女性專用的基礎體溫計，在每天一睡醒來就含在口中測量口溫，如此每天測得所畫的一個月紀錄，稱之爲「基礎體溫」，在後面會詳細說明。正常排卵的基礎體溫表會呈現「雙相性」，就是有明顯的高溫期和低溫期，不過要注意的是在排卵過後的黃體期（高溫期），時間一定要大於9天，太短可能是黃體期缺損或者是沒有排卵。單一個月份的體溫狀況不能確定您的排卵狀況，即便正常女性也不是每個月都能正常排卵。比較客觀而言，建議測量3個月的基礎體溫表，如果持續呈現「單相低溫」或「黃體期」不足等現象，建議您請教婦科專科醫師，找出原因才好。

❹ 測量尿液中LH反應

利用尿液中排卵激素（LH）的測量，不必上醫院也可以知道自己的排卵狀況。這種方便的試片，只須滴上幾滴尿液，然後觀察其反應強弱，就可判定是否排卵。不過，這種測量較適合經期規律者使用，一般28天週期最好從第11天開始測量，每天1次，當呈現微弱反應時，可轉以超音波量卵泡大小或改爲12小時測量一次，來監控排卵日。

❺ 陰道超音波及抽血測E2來追蹤排卵

對於接受人工授精或試管嬰兒的女性，這一項是必要的檢查。從月經來潮的第一天算起，在第4天或第7天接受第1次檢查，超音波應經由陰道測量才準確。以後每隔2至3天再追蹤1次，一直到卵泡成熟，經醫師判定，一般要E2（雌激素）持續升高且卵泡達到18 mm或20 mm爲止，如果卵泡不能增大或E2值上升緩慢，就代表不能排卵。

一定要學會的健康招數：測量基礎體溫

❶ 基礎體溫介紹

何謂基礎體溫（Basal Body Temperature, BBT）？就是指清晨剛睡醒，體溫尚未因運動、飲食或心情影響所測出來的體溫。

❷ 基礎體溫的原理

女性月經週期以月經見紅第一天爲週期的開始，週期的長短因人而不同，約爲21到40天不等，平均約爲28天，其中又以排卵日爲分隔，分爲排卵前的濾泡期，與排卵後的黃體期。濾泡期長短不一，不過黃體期固定約爲14左右2天。

排卵後一天，因卵巢形成黃體，分泌黃體素會使體溫上升約攝氏0.6度，使得體溫呈現高低兩相變化。高溫期大約持續12到16天，平均14天。如果沒有懷孕，黃體萎縮停止分泌黃體素，體溫會下降，回到基本線，月經來潮。如果是已經懷孕了，因爲黃體受到胚胎分泌荷爾蒙支持，繼續分泌黃體素，體溫持續高溫。如果卵巢功能不良，沒有排卵也沒有黃體形成，所以體溫將持續低溫。

③ 基礎體溫的應用

想懷孕生子的女性，可以利用基礎體溫理解本身大約的排卵日。在排卵期間，每隔2天行房1次來增加受孕率。如果真的受孕，也可以從體溫持續高溫超過16天，提前知道喜訊且安排產檢。如果是久候等不到好消息，可以攜帶最近3個月以上的基礎體溫表，請教婦產科醫師協助判讀，找出不孕的原因。

④ 如何測量與記錄基礎體溫

建議到藥房買1支基礎體溫計，基礎體溫計和一般體溫計不同，它的刻度較密，通常以攝氏36.7度（刻度24）爲高低溫的分界。將基礎體溫計在睡前放在枕邊隨手可拿到的地方，在隔天睡醒，尚未起床活動時，放在舌下測量3分鐘，並記錄在基礎體溫表上。

早晨量記體溫有困難者，建議在每天某一個固定時間測量，提醒事前30分鐘不可以激烈運動或飲用冷熱食物。

月經來潮和同房日必須附加記號標示，如果遇有發燒、飲酒過度、晚睡晚起等，則會影響體溫的狀況，提醒您要特別註記說明。

想要懷孕的人不可不知道自己的排卵期，但是根據調查，有5成以上的女性不知道如何計算自己的排卵期。想要計算排卵期就應該從基礎體溫下手，而基礎體溫又要如何測量？在這裡將要教您找到自己的身體節奏。女性的體溫會隨著排卵而改變，出現體溫曲線高低起伏的現象，雖然差距非常的微小，仍然可以區分出低溫時期與高溫時期，大約每隔28天就會出現相同的弧度曲線，這就是自己的身體節奏。

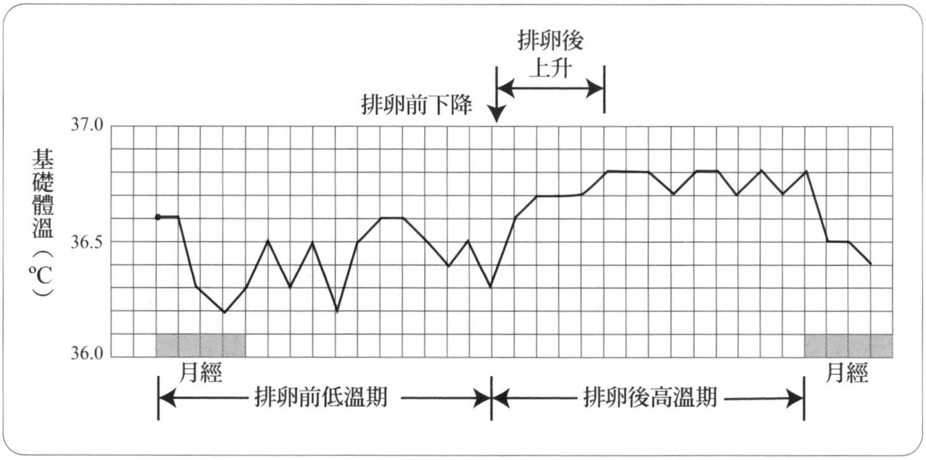

表 3：基礎體溫參考圖表

測量基礎體溫的正確方法

基礎體溫表是治療女性不孕症最基本的資料，也是所有檢查的前提。不過，有許多女性卻以錯誤的方法測量或記錄，導致無法提供醫師正確的訊息。

基礎體溫到底該如何自測呢?方法不難。在每一晚臨睡前，就把甩好的基礎體溫計放在隨手可拿的地方。清晨醒來後，不做任何活動，包括起床、說話、大小便、喝水等，馬上把基礎體溫表放在舌下約5分鐘。每天測量的時間建議最好固定。將每一天的測量結果記錄在基礎體溫表上，並連成曲線。與此同時，將影響體溫的任何因素，例如感冒、性交、失眠、月經期等，都要記錄在基礎體溫表上，並作特別的標記。

根據大約3個月時間的紀錄，就可做爲女性提供生理健康指導了，掌握自己的基礎體溫規律，幫助我們及時瞭解健康情況。如果您時常上中班或夜班，時間不好拿捏，建議您把測量基礎體溫的時間安排在每次睡覺4至6小時初醒的時候，會比較準確。

此外，女性的基礎體溫不比日常體溫，沒有統一的標準，每個人都不相同，需要以自測3個月的數據作爲參考，才可以得出大致的最低溫、最高溫及大致的走勢。但是，有許多的女性不知如何測量或記錄，以致於無法提供正確的訊息，以下是如何正確測量和記錄基礎體溫的方法：

❶ 基礎體溫表自每次月經來潮第一天開始記錄，日期請自行填於表上。

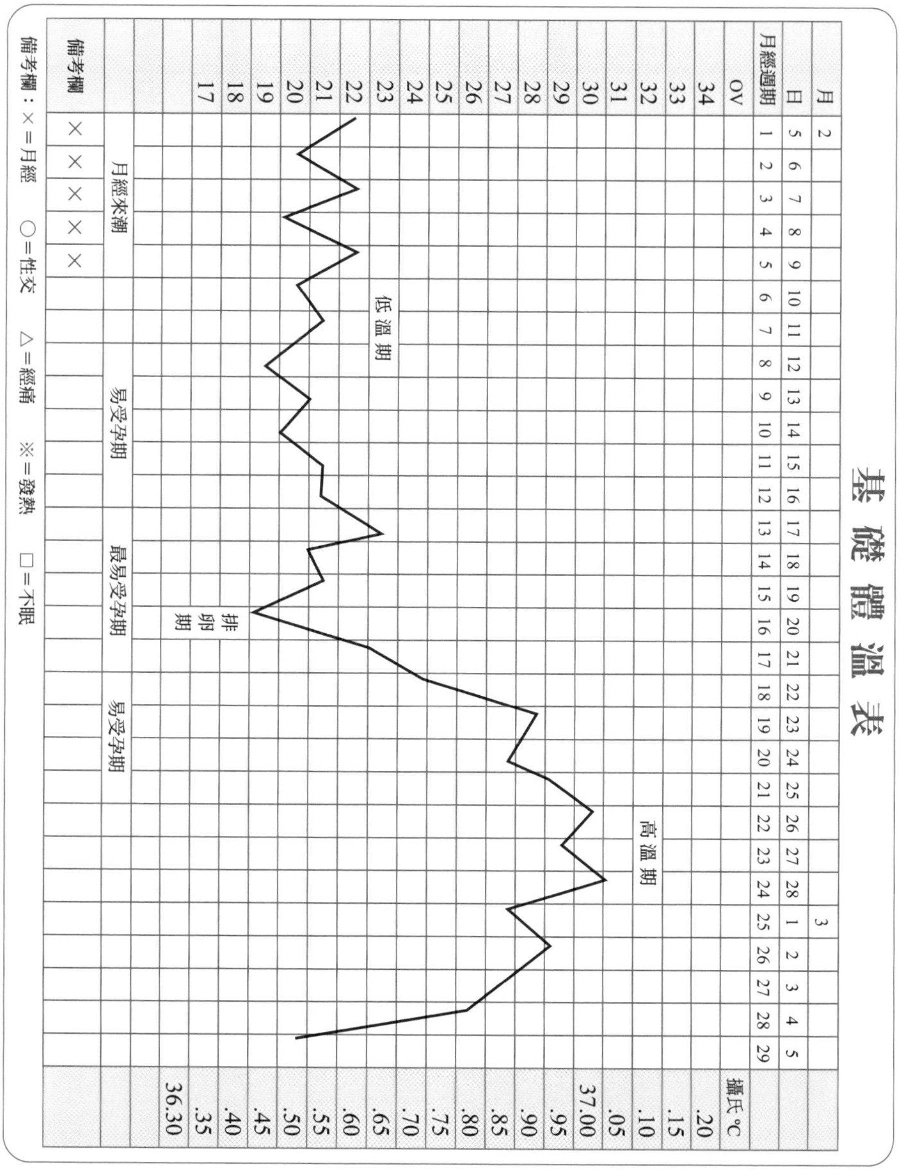

表 4：基礎體溫表記錄示範

2. 請購買婦女基礎體溫計測量（請勿使用一般體溫計）。
3. 每天使用後請將刻度甩至OV5度以下。
4. 請落實在每天清晨醒後起床前，在床上把基礎體溫計放在口腔舌下3分鐘或腋下5分鐘。
5. 每天測量的時間與部位要固定，至少要睡足4小時再測量，以免影響所測的值。
6. 每天測量後，將所得測量值以點狀記錄於表上，並將每天的測量值以線相連。
7. 基礎體溫表上有5個代表符號請確實畫於備考欄。
8. 每次到醫院就診時，要攜帶基礎體溫表提供給醫師參考。

提醒要注意以下事項：

1. 測定位置請固定在同一部位測量體溫的位置，如果經常改變，昨天在口中，今天在腋下，這種不同部位所測定的體溫表不正確，必須固定在同一部位。

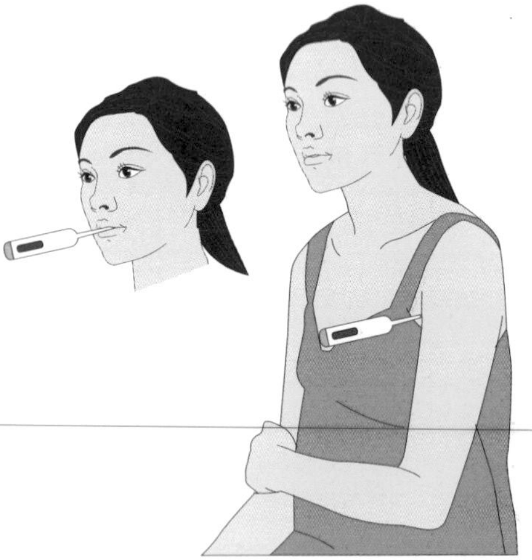

❷ 把體溫計與體溫表放在枕頭旁邊，因基礎體溫必須每天早晨睡醒後立即測定、記錄。起床後體溫下降時再測定就不準確，所以體溫計與體溫表要放在枕頭旁邊，方便拿取。

❸ 飲酒的第二天早晨不測量或性交之後也不測量，因為測定值會不正確，在穩定的狀態下才能測量。

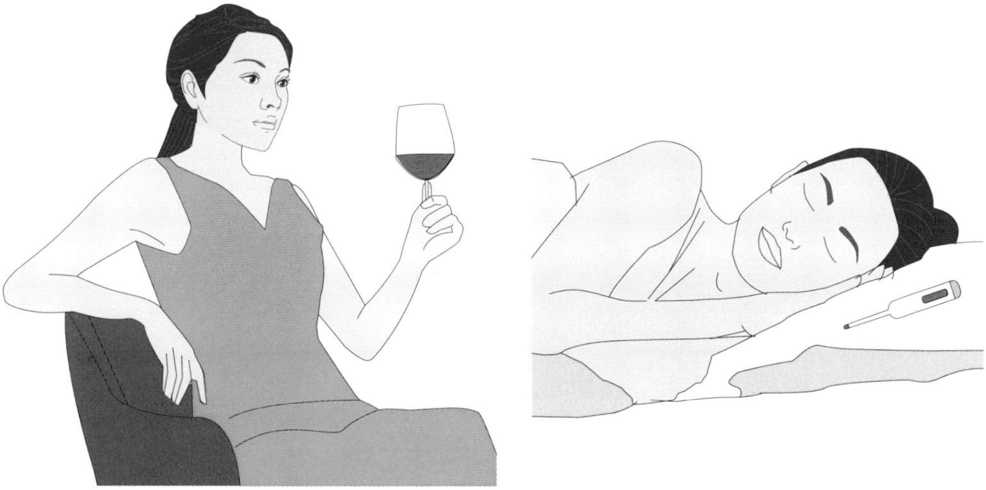

④早晨不能測定，就在夜晚就寢時測定。早晨起床的時間不規則、或早晨賴床的人，在夜晚就寢前測量也可以，不過必須固定在一定的時間。

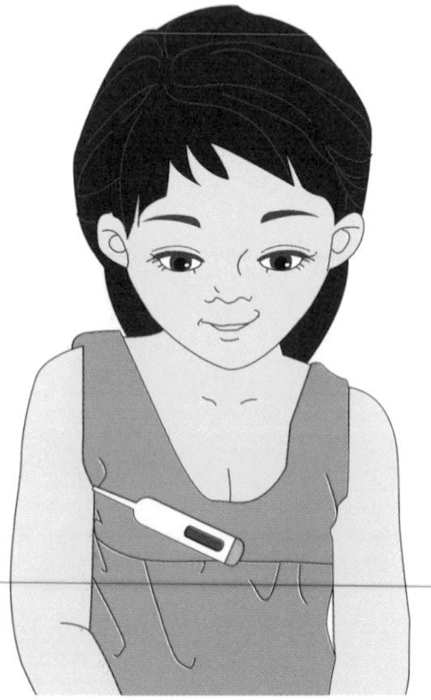

| 第3卷 |

調經第一招：
淨化身體，神清氣爽

為什麼月經讓人又愛又恨？

每一個人的身體天天都在進行繁瑣的排毒工作，透過肝臟、大腸、腎臟、淋巴、皮膚等器官來降低我們吃進肚子裡的有害物質的毒性，且將剩餘毒素排除身體之外。但隨著環境的變化，我們現在接觸到的汙染源會是以前的好幾倍，從環境、空氣、食物、水、個人用品等，隨時隨地潛藏著讓人超乎想像的有害物質，讓我們的身體面臨額外的負擔。因此，除了身體的有害負擔外，女性還有經期的問題，女性一生中約有40年的時間要和月經成爲好朋友，爲了預防好朋友變成壞朋友，我們需要懂得與這位好朋友的相處之道，那就是：淨化、滋補、調理。

很多女性碰到月經該來而沒來的問題，如果加上肥胖、長青春痘、多毛等情形時，可能要小心是「多囊性卵巢」的問題，會影響生育。「多囊性卵巢」指的是在卵巢裡，有很多長不大又不能排卵的濾泡，一團又一團聚積著。當體內的細胞對胰島素產生抗性，會導致身體需要分泌大量的胰島素來維持身體對血糖的利用，不過太大量的胰島素容易造成身體的雄性素（男性荷爾蒙）過於活化，使得濾泡細胞大量增加而不能排卵，於是形成了「多囊」；太多的雄性素也會促使女性長出一堆毛跟惱人的青春痘，讓女性不知如何是好，而肥胖更是女性心裡永遠的恐懼。在中國傳統醫學裡，女性月經要能正常，主要是靠腎水的施布、肝對血的調控，還有脾對水分的代謝。一方面要健脾除濕，另一方面也要調肝，恢復肝血的調控，最後要補腎氣，恢復腎水對月經的施布。以下是根據不同類型的症狀提供的對應建議：

濕重為主

這一類的病人，有肥胖合併身重、帶下的症狀，宜用五苓散合併少腹逐瘀湯治療。

肝陰虛

這一類的病人，大都會合併脅肋痛、頭痛的問題，宜用一貫煎合併二陳湯治療。

氣滯血瘀型

這一類的病人，大都會伴隨血塊、痛經，宜用血府逐瘀湯合併五積散加減，此外也可外加溫灸治療。

腎氣虛

這一類的病人，大都有經來腰痠、疲倦、頭暈、耳鳴等症狀，宜用濟生腎氣丸合二至丸加減。

至於要治療多囊性卵巢，不能單單只靠調經，需要先把體重減輕，才能解決問題。

爲何女性月經來的時候，大部分的人會有煩人的生理痛呢？而「生理痛」又是怎麼一回事呢？所謂「生理痛」是指婦女在月經期間出現下腹部疼痛的常見症狀，根據調查，台灣婦女從14、15歲初經開始，約到50歲停經爲止，大部分的人會有長達36年的時間並忍受生理期帶來的不適感。而且有80％的女性覺得生理期間有不舒服的感覺，其中有30％的人發生「痛經」，這個痛經有時候會讓人痛到生不如死和無法正常生活、社交，需要在家裡休養或到醫院治療，因此「生理痛」是很多女性的夢魘。根據對台灣女性痛經狀況的調查報告顯示，女性「每一次經期來都會痛」的占23％，「經常痛」的占30％，「偶爾才痛」則占40％，「完全沒有月痛經困擾」的女性比例只占7％，顯見痛經是台灣女性普遍的經驗。

痛經不能靠忍耐，止痛藥也不是萬靈丹！台灣女性面臨「痛經」時，大部分不會選擇就醫找出病因去積極治療，而是偏向自行透過飲食或休息方式來舒緩疼痛。最常見的方法是喝熱熱的飲品，比如：黑糖飲、桂圓茶、熱巧克力等；其次是靠毅志力來忍耐、熱敷休息；真的無法忍受就是「吃止痛藥」等方式來減緩痛楚。其中喝熱飲或熱敷藉由熱效應，多多少少可以改善子宮的血液循環而緩解疼痛的程度；因爲甜食甜飲會誘發人的腦內釋出一種讓人心情愉快的腦內啡，短時間忘卻痛經的苦楚，不過巧克力也含有咖啡因不宜多吃，而且，經期吃甜食太多還是會造成肥胖，建議還是要克制；而產生痛經時，到底可以不可以服用止痛藥呢？確實服用止痛藥或多或少可以幫忙解除痛苦，不過止痛藥並非萬靈丹，因此服用時還是需要醫師指導比較好，不要忽略「痛經」可能是一些婦科問題的症狀前兆，比如常見的「子宮內膜異位症」，如：「巧克力囊腫」、「子宮腺肌症」、「子宮肌瘤」、「子宮肌腺瘤」等。「痛經」沒有我們想像的簡單治療，在此呼籲要正面去看待！

為什麼會「痛經」呢?痛經的主要原因是子宮內膜分泌過多的前列腺素，引起子宮過度收縮不規則或不協調，因而造成血流減少，子宮缺氧而疼痛。疼痛的類型分兩大類：

原發性痛經

不明原因，沒有器質構造病變，年輕女性大都會出現腰痠，多為子宮後屈，中醫認為部分和吃太多生冷冰品、情緒因素有關。國外研究發現，社會地位較高的女性痛經情形較嚴重，主要是心理壓力所造成。

繼發性痛經

這一類所占的比例比原發性還多，主要是由子宮內膜異位症（巧克力囊腫、子宮腺肌症）、子宮肌瘤、子宮肌腺瘤、子宮內膜息肉、骨盆腔細菌感染、子宮頸阻塞等疾病所引起。這一類的女性必須到醫院請醫師給予最好的建議治療，不要拖延就醫。

而哪些體質比較容易出現「痛經」呢？

寒濕凝滯胞宮（吃冰型痛經）

常見原因是長期貪食生冷冰涼的食物，或者是原來的體質虛寒，或者是經期時因爲淋雨、涉水、游泳等，容易造成經血凝滯不暢，留滯而產生疼痛。而症狀是經前或經行下腹部冷痛，牽及腰脊痠痛，如果熱敷腹部則痛經減緩，或者伴隨經量少，經血色黯淡或夾有血塊，經前容易下半身水腫、白帶。伴隨怕冷、手腳冰冷、容易腹瀉等。治療原則以「溫經暖宮，調血止痛」爲主，但要視個人體質來選用吳茱萸、桂枝、艾葉、小茴香、乾薑、當歸、芍藥、川芎、茯苓等藥材調理身體。

因爲長期食用冰品和生冷食物的女性，會影響子宮卵巢的血液循環，在生理期吃冰更會造成子宮收縮不良，經血排不乾淨，除了痛經、伴有血塊和經色變暗之外，還會提升罹患子宮內膜異位症（包括巧克力囊腫、子宮腺肌症）、子宮肌瘤、子宮肌腺瘤等婦女病的機率，嚴重者會不孕。

肝鬱氣滯血瘀（壓力型痛經）

常見原因是平常承受壓力大，情緒抑鬱，鬱則氣滯，久而血瘀，經血運行不暢，不通則痛。症狀是經前或經行下腹部脹痛或陣痛牽引腰背、血塊、經血色暗、或伴隨經前症候群（有乳房脹痛、情緒不穩、頭痛嚴重甚至想吐）、經出不暢或經量變少。還有胸脇脹痛、頭痛、失眠、胸悶、肩頸僵硬、腸胃不適等。治療原則以「疏肝理氣，化瘀止痛」爲主，需要視個人體質來選用柴胡、玫瑰、香附、桃仁、紅花、熟地、當歸、川芎、芍藥、延胡索等藥材調理身體。

氣血虛弱（體虛型痛經）

常見原因是脾胃虛弱，氣血化源不足，行經時血海空虛，或者嚴重挑食，或者大病、久病之後氣血兩虧，經血運行無力，衝任胞脈俱虛。症狀有經行至經淨後下腹部隱隱作痛，伴隨小腹下墜感，按壓腹部痛經減緩，經血色淡，經量時多（氣虛不固攝經血）或者時少（血虛較嚴重時），月經滴滴答答拖很久，經來腰痠無力挺直。還有面色蒼白、頭暈目眩、心悸氣短、疲倦，排便偏軟或腹瀉等。治療原則以「補氣養血、調攝衝任」爲主，需要視個人體質來選用人參、黃耆、茯苓、白朮、熟地、當歸、川芎、芍藥等藥材調理身體。

在這裡，提供一些急按救痛經的按摩穴位的方法，讓有痛經的女性讀者可以運用。當痛經發生，不便就醫或者服藥，可以運用我們的雙手，學會按摩穴位來止痛，應該可緩解身上的疼痛。吃冰型痛經可以按下腹部的「關元穴」，搭配熱敷此穴位區域，效果會更好；壓力型痛經可按夾腳拖鞋區域的「太衝穴」，搭配泡腳更好；體虛型可以按小腿前方的「足三里穴」。一時沒有時間找中醫師診斷自己屬於哪種體質時，建議按萬用的緩解痛經穴位「三陰交」，由於「三陰交」是肝、脾、腎三經的「交會穴」，所以可以廣泛的緩解痛經。按摩的方式和時間如下：以大拇指深層按壓，一次按壓5秒，一個穴位各按20下，早晚至少各一次。

按「關元穴」

對象：吃冰型痛經的女性

穴位：在肚臍正下方3寸（約四指幅併攏的寬度）。

功效：屬於任脈，為小腸募穴，小腸腑氣聚積的地方，可以促進腸蠕動，搭配熱敷，可以改善子宮循環，緩解痛經。

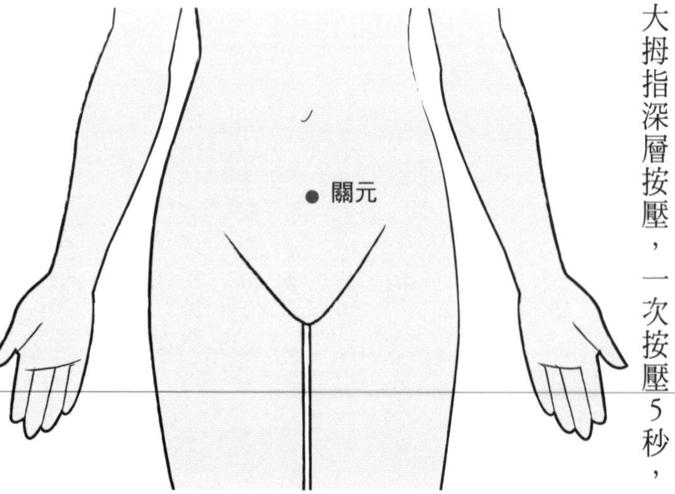

按「太衝穴」

對象：壓力型痛經的女性

穴位：在大拇趾和第二趾中間，第一與第二蹠骨之間凹陷（約在夾腳拖鞋區域）。

功效：屬於肝經，疏肝理氣，緩解壓力型痛經，同時緩解頭痛，幫助睡眠。

按「足三里穴」

對象：體虛型痛經的女性

穴位：坐姿，膝蓋彎曲成90度，找到膝蓋前外側關節交界處的凹陷，從凹陷處往下3寸（約四指併攏的寬度），而且距離小腿前側骨頭邊緣一寸的地方（約大拇指指節的寬度）。

功效：屬於胃經，補脾胃而生氣血。

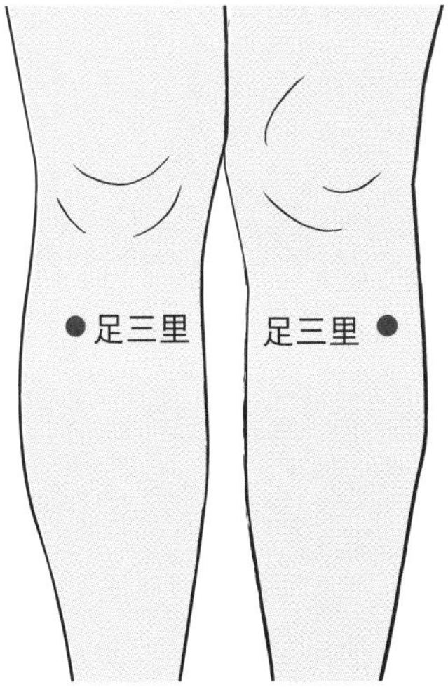

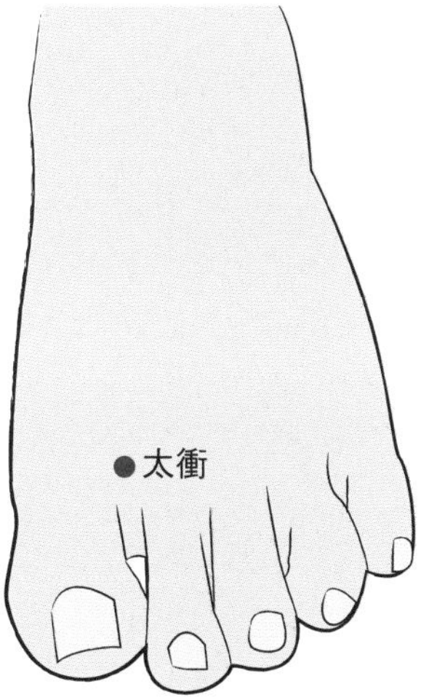

按「三陰交穴」

對象：需要調節荷爾蒙分泌的女性

穴位：內踝尖上3寸（約四指幅併攏的寬度），脛骨後緣凹陷的地方。

功效：屬於脾經，是肝、脾、腎三經的「交會穴」，調理月經，緩解痛經，改善婦科多種疾病，調節荷爾蒙分泌。此外也有益於美容抗老，促進血液循環，改善下肢水腫等作用。

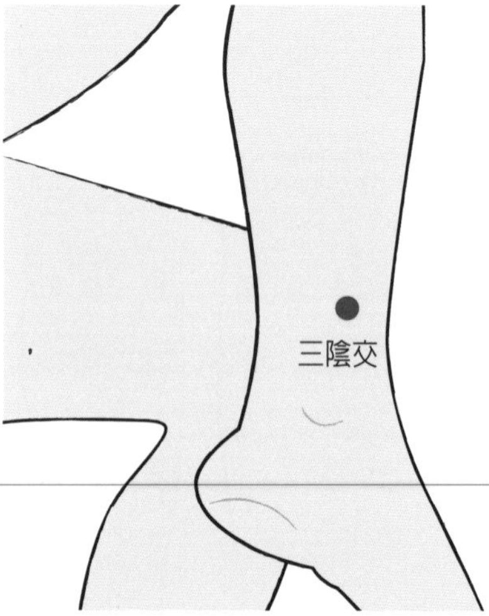

莊淑旂博士淨化身體調理法

現代婦女的腳步越來越快，幾乎沒有時間親自進行食療調養，所以在市場上出現了一些方便食用的複方產品，但是真正按照不同階段的處方可以說少之又少。在月經開始的前5天期間。對女性來說最重要的是「淨化」，主要讓我們的經血排除乾淨，還要排出體內的老廢物，避免以後引發不適和困擾。莊淑旂博士提供調理的方法，包括了中藥、藥膳和飲食三大區塊。

中藥調理

當歸

自古以來，當歸被視爲婦女補血、活血、調經的聖藥，也叫「女性人參」。良補既美味的當歸，可以禦寒、和血、調經。當天氣逐漸轉涼的11月，對於一些血虛體弱、不耐寒的人而言，已經預備迎接將到來的寒冬。每逢此時，就有很多老饕尋找當歸鴨、當歸麵線、當歸四神湯來品嘗，當歸一方面是補血暖身藥材之首，一方面也是藥膳裡的美味主角。當歸具有獨特的濃醇辛香味，是中醫藥裡具有多項療效的好用藥材，也是被主廚當成普遍使用的好食材。當寒流來襲，當歸便被一般家庭主婦貢上家裡的飯桌上，喝一碗當歸湯，馬上讓我們通體舒暢全身暖和。在中醫藥理中，當歸味甘辛，性溫而潤，其功能可以補血活血、調經止痛、潤燥滑腸、改善氣血虛弱、關節痺痛等，也因爲它善於行血，所以經常和補氣的藥材搭配使用，改善氣滯血瘀。

莊淑旂博士認爲，自古以來當歸即是補血藥材之首，也是婦科調經要藥之一，而且在中國傳統醫學裡最具代表的補血和調經藥方「四物湯」裡，當歸即是主角之一。所以，當歸不但是我們在天冷時進補之品，也是婦女在四季調經的聖品。由於當歸爲補血藥的翹首，因此在食用以後會明顯感覺到血行改善，比如怕冷的人食用當歸，全身就會覺得熱熱的，手腳也不會感覺冰冷；有些婦女血行不好會有腰痠、手指發麻的現象，甚至有些婦女吹到冷風就會頭痛，吃了加當歸的四物湯以後，通常都會獲得改善。許多人誤會四物只有女性才能食用，莊博士說這是錯誤的觀念，其實四物湯男女都可以食用，只有體質燥熱的人不宜食用。既然體質燥熱的人要少吃，所以這方面的女性在月經期就要慎用。當歸很容易上火，食用後感覺口乾舌燥屬於正常現象，會容易長痘痘、便祕等體質燥熱的人就建議不要多吃，避免火氣更大；就因爲當歸能促進血行，莊博士建議不要在晚間或睡前食用，避免睡不著或影響睡眠品質。

而活血的當歸也是調經四物裡的一味，所以正處於經期中的女性也不要食用，避免經血量變多。許多人以爲四物湯要在經期結束之後才服用，不過這樣的說法並不完全正確；四物湯確實要在非經期期間服用，可是中國傳統醫學所謂的經期，是指月經來後約7天內，7天後即便還沒有完全結束也可以服用。不過，一旦7天過後經血量依舊很多、色澤仍然鮮紅，建議最好還是經過醫師診斷後再行食用。有些腫瘤患者會被醫師告誡：「不要吃人參、不要吃當歸，因爲容易上火讓病情惡化。」也有些人認爲當歸會影響女性荷爾蒙濃度，一旦讓乳癌患者服用，會使雌激素增加而誘發腫瘤發作。不過，這幾年來也有研究發現，當歸事實上還具有抗腫瘤的作用，長庚醫院在中西醫合作下，就曾經針對乳癌患者在術後接受化療時，以中藥進行臨床療效評估，其中就有當歸這個藥方，因爲效果還在評估中，所以在這裡提醒讀者，凡是罹患腫瘤、具強烈發炎反應如慢性肝炎、腎炎的患者建議不要自行買藥來吃，如果因爲藥材搭配不當，恐怕會引起不良反應，因此仍然需要醫師開立處方，食用比較安全。

在此，提供當歸日常藥膳參考。

補血調血四物湯

功效：可以幫助補血，改善血行，男女都可以食用

材料：當歸、熟地黃、白芍、川芎

做法：當歸、熟地黃、白芍、川芎各取7.5公克，加入水，放入電鍋中燉煮後，即可飲用。

TIPS：體質屬於燥熱者和女性月經期期間則不宜飲用。

歸耆魚湯

功效：可以幫助補血，改善血行，男女都可以食用

材料：當歸10公克、黃耆20公克、枸杞10公克、鱸魚1條、老薑6片、水500c.c.、米酒100c.c.、鹽酌量

做法：

❶先將鱸魚洗乾淨，再切成兩半，然後放入老薑、當歸、黃耆、枸杞、水和酒，全部放入電鍋中燉煮。

❷電鍋燉煮好，再加適量的鹽調味，即可食用。

當歸烏骨雞

功效：可以幫助補血，改善血行，男女都可以食用

材料：當歸15公克、熟地15公克、紅棗8顆、烏骨雞半隻、水600c.c.、米酒100c.c.、鹽酌量

做法：

❶先把雞肉洗淨，再切塊，然後放入當歸、熟地、紅棗、水和米酒，全部放入電鍋中燉煮。

❷等電鍋燉煮好，再加適量的鹽調味，即可食用。

大棗

大棗，爲鼠李科落葉灌木或喬木棗樹的乾燥果實，棗屬植物棗，入藥用它的成熟果實。大棗依加工有所不同，因此有紅棗、黑棗之分，來源都相同，紅棗是稍經沸水燙過，即予曬乾。黑棗是經沸水燙過，再薰焙至棗皮發黑發亮，棗肉半熟，乾燥適度爲止。

大棗堪稱爲中藥的綜合維生素，具有維生素C、核黃素（B2）、胡蘿蔔素（A），三十六種微量元素（鈣、磷、鐵等）以及葡萄糖、果糖、蔗糖等，還含有大量環磷酸腺（cAMP）樣物質。另外還含有十三種胺基酸、蛋白質、糖類、有機酸、黏液質等。性甘，微溫。歸脾、胃、肝經。大棗通常用在脾胃虛弱、中氣不足、倦怠乏力，食少便溏等症狀，具有補中益氣的功效，並且能用於輕微的更年期失眠與煩躁，大棗能營養安神，臨床上常與甘草、小麥等一起使用，中國傳統醫學稱此爲臟躁。另外也用於血虛萎黃，大棗具有養血的作用，時常與熟地、當歸一起使用。大黑棗還有助陰補血的作用，能入肝走腎，主治虛勞，舉凡補肝腎藥中如滋陰降火湯、茯苓補心湯、保胎丸，皆宜爲佐，因爲其性味甘溫，特別能扶脾養胃。

在大棗藥膳方面，提供如下，可做參考。

甘麥大棗湯

功效：養心安神、益氣和中。主治婦人臟躁、精神恍惚、不能自主，睡眠不安、呵欠頻作、癲癇、狂症、舌紅苔少者。常用於歇斯底里、神經衰弱、精神官能症、燥鬱之症、不眠症、癲癇、舞蹈症、夢遊症、胃痙攣、子宮痙攣或咳嗽性痙攣等。

材料：甘草3錢、浮小麥1兩、大棗5枚，水煎服

做法：以1200 cc，煮到600 cc，溫分食用。

養肝湯

功效：紅棗有緩和藥性的功能，能補氣養血，是很好的營養品。

材料：紅棗7顆、「米酒水」或「坐月子水」（超濃米酒精華露，無酒精）280 cc（或熱開水）

做法：

❶每日用紅棗7顆，將之洗乾淨，每一顆以小刀劃出7條直紋幫助養分溢出。

❷然後用滾熱的「米酒水」或「坐月子水」280cc（或熱開水）加蓋浸泡8個小時以上。

❸接著再加蓋隔水蒸1個小時即大功告成。

TIPS：為了避免夏天炎熱，水質變質，浸泡時最好把養肝湯連容器一起放入冷藏室。養肝湯也適用於產婦，無論自然生產或者剖腹生產，都建議從懷孕第四個月開始喝，每月連續喝10天（10回），每日喝280cc，冷熱皆可，1日分2至3次喝完。產後仍然需要持續喝2週以上，不過，產後的湯頭就建議全部使用煮過、酒精完全蒸發的「米酒水」或「坐月子水」。養肝湯雖然好喝好用，但無需太早喝，因為會上火。同樣的，紅棗的數量也不能太多，莊淑旂博士實驗過7顆剛剛好，多了會上火。

炙甘草

甘草屬於豆科植物，藥用部位是根及根狀莖，晒乾使用者稱「生甘草」，削去外面栓皮者稱「粉草」，生甘草經蜂蜜炮製者，稱「炙甘草」或「蜜草」，「生甘草」常用於消炎止痛，「炙甘草」常用於滋補強壯，「粉草」臨床上較少用。又稱國老、靈通、美草、棒草、蜜草、粉草、蜜甘、甜根子等。

「炙甘草」具有滋補和強心功能，對於心臟衰弱、胸悶、心悸、心律不整、虛弱無力，呼吸短促、貧血、頭暈、抵抗力差，時常感冒的病人，功效很好，通常會和人參、桂枝、大棗、生薑、阿膠等並用，比如「炙甘草湯」。炙甘草是用蜜烘製的甘草，俗稱「炮製」，就是把蜂蜜放置於鍋內煉成中蜜，改用文火加生甘草片拌炒均勻，3到5分鐘即可出鍋，放到烤房或烘箱60℃烘到不黏手時取出，放涼後即可食用。

炙甘草爲類圓形或橢圓形切片，表面紅棕色或灰棕色，微有光澤，切面黃色至深褐色。炙甘草湯具有益氣滋陰，通陽復脈治療功效。

甘草價格不高，療效廣泛，毒性很低。不過，正在使用類固醇及心臟病或腎臟病發生水腫症狀等病患，千萬不要長期或大量使用甘草，因爲藥物，沒有絕對安全的，因此建議平時需多增加醫藥常識，方便自己生病時與醫師溝通時，可以獲得最好的治療處方。

炙甘草方面的藥飲，推薦如下。

三白甘草湯

功效：補氣益血，潤膚美白。

材料：白芍、白朮、白茯苓各3克，炙甘草1.5克

做法：煎，溫服，可當茶喝。

TIPS：白芍、白朮和白茯苓，是傳統潤澤、美白皮膚的藥物，它們與甘草一起，還可以補氣益血、延緩衰老。患有血壓過高、肥胖、糖尿病、腎臟疾病、心臟病，或肝臟和有月經問題的人應避免攝入甘草。孕婦和哺乳期女性，

以及存在性功能障礙的男性也應避免這種草藥。還有正在使用血管緊張素抑製劑和利尿劑藥物的人也應該避免使用甘草。

黃耆

黃耆是一味常用的補氣藥，最早見於《神農本草經》，黃耆又名綿黃耆。中國傳統醫學醫師都將之做爲主要藥材，比如當歸補血湯、黃耆建中湯、玉屏風散、黃耆桂枝五物湯等。「當歸補血，黃耆補氣」也是藥膳中經常使用的中藥之一，而黃耆有什麼特色呢？很多中醫藥物學的教科書介紹的第一味藥都是黃耆。所謂耆者，諸藥之長老，因此可見黃耆是非常重要的一味藥。黃耆是中醫最廣泛使用的藥材，性味甘溫，屬豆科植物，取用其根莖入藥，入脾經與肺經，所以可以補益脾胃、呼吸系統、提高免疫功能治療所有虛弱性所引起的疾病。可以提升陽氣、預防感冒、固衛體表不受邪氣侵襲，也有利水退腫、托毒生肌的功用，癰疽傷口久不痊癒、用於自汗、盜汗、貧血內傷勞倦、脾虛瀉泄、脫肛及一切衰退及血虛的病症。

根據研究分析黃耆主要含有蔗糖、葡萄糖醛酸、黏液質、氨基酸、苦味素、膽鹼、甜菜鹼、葉酸等。以現代醫理而言，黃耆對心臟有加強其收縮作用，如果因爲中毒或疲勞而使心臟衰竭時，其強心作用更加明顯。黃耆具有擴張血管作用，並能促進全身血液循環及供給人體所需的營養物質，也能降低高血壓、治療糖尿病、高血脂症、冠狀動脈硬化以及心肌梗塞等症，也證明有利尿作用，有治療尿蛋白的功用，對於腎炎也有相當療效，據研究得知黃耆具有保護肝臟，並對許多種細菌有抗菌之作用。

黃耆的應用廣泛，不論醫師處方或平時藥膳食補，可參考如下。

強健補身

A.精神萎靡、面色清白、頭昏神倦、舌質淡、黃耆配合白朮、茯苓、炙甘草等量煎煮服用，可以增強體質；或者平時可取用黃耆一兩，紅棗十個去核加水三至五碗熬煮十五分鐘，取湯去渣當茶飲來喝。

B.升提功效、治胃下垂黃耆加升麻，能增強韌帶張力，使之收縮上升。腎下垂者可用黃耆1兩加黨參、巴戟天、山葯、升麻等各3錢服用；子宮下垂多爲產育過多、體虛、子宮韌帶鬆弛而下垂，黃耆1兩加黨參、當歸、紫胡、升麻各2錢或直接服補中益氣湯都很有療效。痔瘡脫肛可以使用黃耆加黨參等量來治療。

C.婦女月經過多或子宮出血，需急用補身止血、黃耆1兩配合當歸、阿膠、黨參、川續斷各3錢。婦女體虛白帶過多引起者，可使用黃耆1兩、山藥、白朮、芡實各3錢補氣止帶。

D.黃耆能降低血醣、治糖尿病，黃耆五錢加金石斛、天花粉、黨參各三錢能生津止渴。

固表止汗

黃耆能止汗玉屏風散爲代表方，治體質虛弱多汗及盜汗，黃耆1兩加麻黃根、小麥、牡蠣各三錢能斂汗止汗。

利尿消腫

黃耆1兩加補骨脂、黨參、巴戟天各3錢、肉桂五分等對增加尿量和鈉的排泄有顯著的作用，能增強腎功能。

托毒生肌

黃耆用於因體質虛弱、瘡瘍腫毒不化、褥瘡瘡口不收，黃耆能強壯內托，使膿液排出，可與黃耆1兩、當歸2錢、川芎1錢，促使生肌收口。黃耆補益功效明顯，葯性溫和，補而不燥熱，久服常對身體有益無害。但在使用上也應特別注意，若是用於補養虛弱體質應將黃耆搥扁切片後，再用蜜水炒乾，即所謂「炙黃耆」。生用固表，如果是用來抵抗感冒、治療皮膚傷口不癒，則採取生用。

通常我們選購黃耆品種有二：一個是晉黃耆，出產於山西、河北等地。藥材較粗肥、含有較豐富之糖質，應用在補益之功效較強。虛弱體質及瘡口不收者，大量應用1次1兩以上則效果迅速。另一個品種爲北黃耆，生產於東北黑龍江、吉林、內蒙古，外形比較瘦小而白，糖質較少，需補氣時兼有高血壓、腎臟病、糖尿病患者則選用之。

關於黃耆藥膳，建議如下。

養血止痛粥

功效：補氣血，健脾胃，止疼痛。主治婦女痛經。

材料：黃耆15克，當歸15克，白芍15克，澤蘭10克，粳米100克，紅糖適量

做法：

❶先將黃耆、當歸、白芍、澤蘭煎服15分鐘，會渣取汁，

❷再放入粳米煮粥，將熟爛時，加入適量紅糖，即可食用。

TIPS：此道藥膳建議早晚溫熱食用，在月經前連服7天。黃耆、當歸能補氣養血，白芍、粳米、紅糖酸甘斂陰，緩急止痛，澤蘭活血祛瘀止痛，可在經期做輔助性食療。

歸耆雞

功效：補氣血，用於月經不調、經多。

材料：雞肉250克，黃耆30克，當歸20克，海鹽適量。

做法：

❶先將雞肉切塊。

❷與黃耆、當歸一起放入砂鍋內，加水適量，用文火燉。
❸燉熟加調料，即可食用。
佐餐食用，每週3次。

TIPS：此道藥膳建議佐餐食用，每週3次。雞肉味甘微溫，能溫中健脾；當歸、黃耆益氣養血，可去雞肉的腥味。藥入肉中，以食代藥，在品嘗佳肴時又治病健身，可以說是一舉兩得。

補中益氣糕

功效：補中益氣，適用於氣虛所致的月經先期。

材料：雞蛋10個、黨參、黃耆、紅棗各20克、炙甘草6克、當歸9克、白朮9克、升麻5克、柴胡5克、陳皮9克、生薑15克、白糖600克、蘇打2克。

做法：

❶將黨參、黃耆、當歸、升麻、柴胡、陳皮、生薑、炙草、白朮、柴胡、紅棗去灰渣、加工，烘乾研成細末，
❷雞蛋打入盆內，用打蛋機打成泡，加入白糖繼續打泡、使蛋漿與白糖溶為一體，加入麵粉，中藥粉末，蘇打繼續打泡，使其合為一體。
❸在蒸籠內墊一層細草紙，將蛋漿倒入鋪平，蒸約10分鐘，取出翻於桌板

上，用刀切成20個條形方塊，即可食用。

TIPS：此道點心可以在餐後食用，對婦女子宮脫垂，疲倦乏力，久瀉脫肛，效果也較好。

熟地黃耆芡實羹

功效：補腎固澀。

材料：熟地黃20克，黃耆20克，芡實100克，蜂乳20克。

做法：

❶將熟地黃、黃耆切片，用冷水浸泡30分鐘，入鍋加水適量，用小火煎煮1小時，去渣取濃汁。

❷芡實曬乾或烘乾，研成細粉，與熟地黃、黃耆煎汁同入鍋中，邊加熱邊攪拌成羹，離火後調入蜂乳，即可食用。

TIPS：此道藥膳採取上、下午食用。熟地擅長滋補肝腎。黃耆補中益氣，它有促雌激素樣作用，能使動物動情期延長。芡實益腎補脾止帶，其性平和，為食療佳品。本料理以補腎止帶為主，益氣健脾為輔。

耆燒活魚

功效：補中益氣，健脾和胃，養血護顏。

材料：生黃耆30克、黨蔘20克、活雌鯉魚1條、香菇20克、精鹽、料酒、醬油、紅糖、蔥、蒜、太白粉各適量。

做法：

❶鯉魚去鱗、鰓及內臟洗淨，保留魚子，在鯉魚身上斜刀劃成十字花，將油燒至六成熱，下鯉魚，煎至金黃色，撈出。

❷洗淨黃耆、黨參，用紗布包好置砂鍋中，加醬油、紅糖、半熟鯉魚、水發香菇、蔥、蒜煮30分鐘，加薑末，太白粉勾芡，即可食用。

TIPS：此道藥膳可以配合正餐食用，吃肉喝湯。黃耆甘溫，主補脾肺之氣而升舉中陽，脾肺氣充，則肌表固密，水濕得運，生肌托瘡，且氣旺又利於生血、統血、行血。

黃耆鯽魚火鍋

功效：可治食欲不振、消化不良、便溏泄瀉，以及氣虛所致的氣短乏力、胃下垂、脫肛等症。女人常食可美容潤膚。

材料：黃耆15克、鯽魚3條、豬瘦肉200克、豆腐、粉絲各150克、茼蒿葉

100克、生薑15克 、蔥10克、米酒水 30 毫升、白糖、海鹽各5克、胡椒粉2克、醋3克、高湯2000毫升

做法：

❶將鯽魚去鰓、鱗，剖去內臟，片成5公分見方、0.3公分厚的魚片（魚刺棄之不用）；豬瘦肉去筋膜，洗淨瀝水切片；豆腐切塊；粉條水發後切段；茼蒿葉洗淨擇好。以上各料全部裝盤，圍於火鍋四周。

❷用乾淨紗布包上黃耆，入沙鍋中，注入清水，熬2次，每次15分鐘，收藥液待用。

❸鍋置火上，下薑片，煸出香味，放鹽、胡椒粉、醋、料酒、白糖等，加入湯燒開，撇去浮沫，再下藥液，燒開之後，倒入火鍋內，燙食各種原料，飲湯。

TIPS：此道藥膳可以直接食用或配餐均宜。黃耆益氣補陽、攝血行滯、固表止汗。將其同鯽魚合食，可補氣健胃、美容抗衰。

黑糖

黑糖屬於溫補食材，具有益氣、緩和腸胃道不適、活血散瘀、溫經散寒、緩解疼

痛的功效，是中國傳統醫學養生的食材。

紅糖，俗稱黑糖，主要成分是蔗糖。黑糖的精製程度比較低，不到80%，保留了不少礦物質及維生素，尤其是鈣、鉀、鐵、鎂和葉酸等，黑糖裡的糖蜜滋味，還帶著砂糖所沒有的炭燒香氣，這些正是精製白砂糖、冰糖裡所沒有的。營養專家始終在極力倡導要回歸天然、粗製的飲食，黑糖正符合這樣的概念。所以食用黑糖，不只嘗到甜味和得到熱量，也攝取了一部分的營養素。一大匙約15克的黑糖就含有70毫克鈣，相當於半塊傳統豆腐可以提供的鈣含量；與此同時，含有7毫克鐵，達到每一天建議攝取量的一半以上。偏好甜食或平常習慣找糖解饞的人建議可以捨棄精緻糖果，改吃黑糖。

黑糖的原料是甘蔗，含有95%左右的蔗糖，古法是將收割下來的甘蔗經過切碎碾壓，壓出來的汁液先去除泥土、細菌、纖維等雜質，接著以小火熬煮5、6小時，不斷攪拌讓水分慢慢的蒸發掉，使糖的濃度逐漸增高，高濃度的糖漿在冷卻後會凝固成爲固體塊狀的粗糖，也就是紅糖磚，這樣的傳統做法保持了甘蔗原本的營養，同時也使紅糖帶有一股類似焦糖的特殊風味。製作過程中熬煮的時間越久紅糖磚的顏色也越深，使紅糖呈現出不同深淺的紅褐色。而我們常見的傳統粉末狀紅糖則是紅糖磚再經過研磨所製成。

紅糖、黑糖的迷思

常常有人好奇，現在當紅的日本「黑糖」和我們傳統所說的紅糖到底是否相同？答案是「相同的」，傳統的紅糖和現在流行的各種黑糖都是以相同方法製作出來的糖，在營養與食用功效上也一樣，所以可說是同樣的東西。兩者之間顏色的深淺是因受到熬煮糖漿的時間長短所影響，黑糖的熬煮時間較長，糖漿經濃縮後做出來的糖磚呈現出近黑色之外觀。至於兩者間型態粗細的差異則是因爲再加工的方式不同導致，所以常見有切割成不同大小的糖磚或是研磨成粉狀的糖粉。

吃點黑糖提升代謝力

黑糖的原料是甘蔗，台灣及日本沖繩的氣候溫暖，都很適合種植甘蔗，因而都是黑糖的盛產地。雖然糖給人的第一印象，多與肥胖產生關聯，但黑糖卻因其獨特的養生功效，在糖類市場中，以黑馬姿態受到廣大民眾的矚目。黑糖是一種未經提煉的純糖，經研究證實，黑糖具有改善血管硬化的作用，能有效阻止血清中的中性脂肪及胰島素的含量上升。因此，黑糖具有防止肥胖及改善動脈硬化的功能。

如果從中國傳統醫學養生的角度來看，黑糖對女性的生理期健康特別有幫助，尤其是經痛的人。中醫眼裡的黑糖是溫補食物，有益氣、緩和腸胃道不適、活血散瘀、溫經散寒、緩解疼痛的功效。我的外婆莊淑旂博士說，女性在生理期食用黑糖，目的是讓經血排出比較順暢，避免閉經、痛經的情況。生理期時適量攝取黑糖有其道理，它所含的鈣和鎂能一起發揮鎮靜、放鬆的作用；鐵質則是補充生理期間的耗損，讓身體不會因爲缺鐵感覺疲倦。

怎樣健康吃黑糖？

A.儘管吃黑糖有些好處，但還是吃進熱量，所以不建議在日常的糖攝取量之外，再額外去吃它，比較好的方法是以它替代其他精製糖類。需要添加糖調味的時候，像是自製甜湯或沖泡咖啡、茶，可以好好利用黑糖，變換另一種風味。

B.女性月經來潮前2至3天開始，用適量黑糖、老薑及水，煮成300至500cc的黑糖薑茶，每天飲用一次，不需要喝太多，以免徒增熱量。黑糖用量依照個人口味決定，調成適度甜度即可。只要經痛或不舒服的症狀解除，一般是月經來潮後的第2至3天，就可以不用再喝。

C.受了風寒而引起頭痛，中醫一帖古方是以6克川芎、6克綠茶及適量黑糖煮成茶水飲用，有助散寒及加速血液循環，緩解疼痛。

D.另外，像是小朋友吃藥怕苦，可適量加些黑糖輔助；有中氣不足、不愛吃、營養不良等問題的孩童，平日也可喝些黑糖水當點心，其中有些補養成分可利用，但要注意不要在飯前喝。

誰不適合吃黑糖？

慢性病患者如糖尿病、高血壓及腎臟病和正在控制體重的人等，因爲黑糖的鈉、鉀含量比較高，應該限制或避免食用黑糖，或者請教營養專業人員的意見。莊淑旂博士告訴我們，口乾舌燥、食慾不佳、容易生痰的人，糖吃多了容易助濕生痰，要少碰黑糖。而黑糖有排毒的功能，要是有人食物過敏或海鮮過敏，馬上用黑糖加溫水喝一杯，過敏的現象將立即改善，紅腫會慢慢消退。

台灣糖分紅糖和白糖兩種，清朝末年先民在蔗田附近蓋一棟棟茅草小屋，稱爲糖廍，也就是製糖的地方。將砍下的甘蔗由蔗園拖回糖廍後，首先是去葉，然後用造糖車榨汁，造糖車的主要結構是由兩個花崗石製成的圓柱形石磨，牛拉石磨，甘蔗從兩個圓柱石磨中夾碾而過，蔗汁在鍋爐中煮至羹狀，沾會黏手時，加入石灰淨化，一邊冷卻一邊加以攪拌，使糖漿能均勻結晶成顆粒狀的赤糖，俗稱黑砂糖或稱爲紅糖。

紅糖從何而來

「紅糖」的原料是甘蔗，含有95％左右的蔗糖，古法是將收割下來的甘蔗經過切碎碾壓，壓出來的汁液先去除泥土、細菌、纖維等雜質，接著以小火熬煮5至6小時，不斷攪拌讓水分慢慢的蒸發掉，使糖的濃度逐漸增高，高濃度的糖漿在冷卻後會凝固成爲固體塊狀的粗糖，也就是紅糖磚，這樣的傳統做法保持了甘蔗原本的營養，同時也使紅糖帶有一股類似焦糖的特殊風味。製作過程中熬煮的時間越久紅糖磚的顏色也越深，使紅糖呈現出不同深淺的紅褐色。而我們常見的傳統粉末狀紅糖則是紅糖磚再經過研磨所製成。

紅糖大不同

不論是紅糖、黃糖、白糖、冰糖，起初的提煉作法都是一樣的，之所以會成爲不同顏色、型態的糖，原因在於最後精製與脫色的程度不同。精製的程度越高顏色越白、純度越高，但是甜度卻不會因爲純度高而增加。這幾種糖中甜度較高的是紅糖與黃糖。

紅糖的成分所含物質豐富，除了甜味外，還具有獨樹一格的特殊風味，適合運用在作法簡單的料理上，才不會使味道太過複雜而弄巧成拙，例如用來製作紅豆湯、紅糖糕、紅茶、咖啡甜味皆醇厚獨到。

黃糖的風味與甜味居於中間，因此最常用來烹調一般的菜餚。白糖與冰糖甜度較低，但因爲甜味的純度高，可用來調製飲料或製作西點不會影響其他材料的原味，且具有使糕點質地蓬鬆的效用。

選紅糖增健康

甘蔗含有多種人體必需氨基酸，如賴氨酸、蘋果酸、檸檬酸等，這些氨基酸都是合成人體蛋白質、支援新陳代謝、參與人體生命活動不可缺少的基礎物質，對促進健康有絕對的正面效用。

且看紅糖顯神通

毫不起眼的傳統紅糖隨著健康觀念的提升，擺脫了以往的老舊形象成爲市場上流行的搶手貨，最主要的原因在於它對於身體的健康有很大的幫助，中醫認爲，紅糖具有益氣養血，健脾暖胃，驅風散寒，活血化淤之效，特別適於產婦、兒童及貧血者食用。

紅糖的好處在於「溫而補之，溫而通之，溫而散之」，也就是我們俗稱的溫補。紅糖所含有的葡萄糖釋放能量快，吸收利用率高，可以快速的補充體力。有中氣不足、食慾不振、營養不良等問題孩童，平日可適量飲用紅糖水。受寒腹痛、月經來時易感冒的人，也可用紅糖薑湯袪寒。對老年體弱，特別是大病初癒的人，紅糖亦有極佳的療虛進補作用，老人適量吃些紅糖還能散瘀活血，利腸通便，緩肝明目。紅糖在日本之所以會紅透半邊天，除了養生功效外，更因爲紅糖中含有一種「糖蜜」成分，具有強力的解毒功效，能將過量的黑色素從真皮層中導出，並通過淋巴組織排出體外。除此之外，也蘊含了胡蘿蔔素、核黃素、煙酸、氨基酸、葡萄糖等成分，對細胞具有強效抗氧化及修護的作用，能使皮下細胞在排除黑色素後迅速生長，更徹底達到預防黑色素生成、持續美白的效果。這些美容與養生的功效，讓紅糖一躍成爲追求美麗與健康的消費者津津樂道、爭相食用的新寵。

利用紅糖作料理

即便紅糖具有諸多養生功效，本質仍是糖，在製作料理時依然跳不開調味的角色。紅糖的甜度高、風味獨特且具有增加色澤的作用，非常適合用於製作薑湯、紅糖糕這類深色的茶湯或糕點，不但可以增加香氣，使料理色澤更加紅潤誘人，更能同時增添營養與健康。

有許多注重養生的家庭已經開始以紅糖取代黃糖或白糖應用在一般烹調上，替代使用時要注意不可完全取代白糖或黃糖的分量來調味，因爲白糖與黃糖甜度比紅糖低，如果添加相同份量的紅糖，做出來的味道會過甜，菜色也會過深，應適量減少分量再斟酌菜色添加。

保健養生紅糖水

將紅糖煮成紅糖水喝比直接吃更容易吸收其中的營養成分，且更加具有補中益氣、健脾胃、暖胃的功效，紅糖水是早期最常見又實用的紅糖養生飲品。孕婦產後失血多，體力和能量消耗大，在產後的7至10天中若喝一些紅糖水，能補充能量、增加血容量，有利於產後體力的恢復，且對產後子宮的收縮、恢復、惡露的排出以及乳汁分泌等，也有明顯的促進作用。

紅糖水對婦女月經順暢也有幫助，可讓身體溫暖，增加能量，活絡氣血，加快血液循環，月經也會排得較爲順暢。經後若感覺精神差，氣色不好，可以在每天中餐前，喝一杯濃度約20%的紅糖水。不適症狀較重時則可在晚餐前再加飲一杯，持續一星期即可有效改善。

除了飲用之外，紅糖水也能用於外敷，同樣具有排毒滋潤的功效，老一輩的人大多經歷過小孩子被蜜蜂螫了，傷口又紅又腫，疼痛難耐，此時父母會取少許濃度較高的紅糖水塗抹於紅腫處，一會兒疼痛就能減輕，紅腫也會逐漸消退。秋冬季節皮膚因寒冷乾燥而瘙癢，也可用紅糖水洗擦、清潔，可有效的減輕乾癢的感覺。

紅糖水也可以加入白木耳、枸杞、紅棗或是紅豆一起煮，有利水利尿的功效，月經期間則有助子宮廢物排出，能緩解腹脹、腰緊症狀；黑糖加桂圓、薑汁共煮，有補中補血效果；取番薯、紅糖、薑汁一起烹煮，不僅具有養生功效，更是一道別具風味的點心。

提醒喝紅糖水時需留意的地方

喝適量的紅糖水對身體是有好處的，它能促進血紅細胞的分裂，使身體內血液的品質得到保證。但是建議您不要在睡前喝，那樣很可能會使體內糖儲量過大，長期如此有可能會導致糖尿病，同時還可能出現的是發胖、蛀牙等其他症狀。您可在睡前喝適量白開水，這樣可以幫助身體在夜間的新陳代謝，隨著早晨的排尿，就可把前一天身體所存留的大量廢物排出體外，這樣對身體是有好處的。

老人要適當使用紅糖水。並不是所有的老人都適合吃紅糖，中醫認爲陰虛內熱者、消化不良者和糖尿病患者不宜食用紅糖。

服藥時，不宜用紅糖水送服。我們生病時候吃的藥物具有比較強的效力，而且一般藥是不應該和別的藥加起來吃的，紅糖水從某種角度上來說也是一種藥物，如果混在其他藥裡面一起吃的，可能就產生問題了。

黑薑（老薑）

黑薑，藥名甘乾薑，又名老薑、炮薑、煨薑。黑薑爲薑的乾燥老根炮製品，以乾薑砂燙至鼓起，表面棕褐色，或炒炭至外表色黑，內呈棕褐色入藥其味苦、澀，溫。歸脾、肝經。

其功效有溫經止血，溫中止痛。用於虛寒性吐血、便血、崩漏等。黑薑主入脾經，能溫經止血、對脾陽虛，脾不統血者，此爲首選要藥。可單味用之，如《姚氏集驗方》以黑薑爲末，米飲下，治血痢不止；亦可配收斂止血藥同用，如《證治準繩》治衝任虛寒、崩漏下血；臨床常配人參、黃耆、附子等同用，以達益氣助陽溫經止血之功。用於虛寒腹痛、腹瀉等，黑薑可以溫中止痛、止瀉。治上述之證可單用成配附子等同用，如《千金要方》單用黑薑治中寒水瀉。如果治產後血虛寒凝，小腹疼痛，則配當歸、川芎等同用，如生化湯。

飲用的方式，建議煎服3至6克的黑薑。炮薑末成炭者偏於溫中散寒，主要用於虛寒腹痛腹瀉，炮薑炭則專於溫經止血。黑薑還有鎮嘔、鎮靜、鎮痛、驅風健胃、止咳等作用。

莊淑旂博士生理期淨化食譜

莊淑旂博士經過60幾年的鑽研，特別提出以下幾道女性生理期淨化的藥膳調理，建議大家不妨嘗試，可以為您的身體帶來很好的調養。

飲品類

❶ 薑棗湯、紅糖飲料

薑棗湯時常被用來治療女性的痛經，做法如下：

A.先把老薑拍碎，加上10顆剖開的紅棗。

B.再搭配紅糖一起熬煮，約煮10分鐘入味，即可飲用。

此做法十分簡單，材料不難找到。老薑幫助我們血液循環，興奮交感神經，時常被用來治療經血過多或者瘀滯等症狀。相較於砂糖，紅糖不僅礦物質含量豐富，且幫助紅血球再生，在藥理上也被認為具有行血、降低痛經的效果。所以，紅糖搭配老薑是女性生理期的最優飲料聖品。

如果您是內分泌失調造成的痛經，導致全身疲倦、腰痠背痛、噁心想吐，推薦您多飲用紅糖飲品，比如薑片紅糖湯、薑棗湯、桂圓紅糖湯、黑豆紅糖湯等，這一些溫熱性的飲品可以幫助我們鎮定心神、鬆弛肌肉、減輕疼痛等。

2 當歸枸杞茶

當歸和枸杞是補氣加補血的藥材，因爲女孩子常常氣血不足，加當歸一味，藥理上是爲了調經活血，都是女性養生的必備補品！

當歸，又名薜、山蘄、白蘄，其功能是補血活血，調經止痛，潤腸通便。用於血虛萎黃、眩暈心悸、月經不調、經閉痛經、虛寒腹痛、腸燥便祕、風濕痹痛、跌扑損傷、癰疽瘡瘍。酒當歸活血通經，用於經閉痛經、風濕痹痛、跌扑損傷。應用於方劑四物湯、補中益氣湯、當歸芍藥散、當歸苦參丸、當歸補血湯、當歸六黃湯等。

枸杞，別名有杞子、枸杞果骨子、天精、西枸杞、枸繼子、紅耳墜等。書藥上記載，枸杞性味甘平，滋補肝腎，益精明目，固髓健胃，潤肺補虛。從西醫上的研究，也認定枸杞的功效有擴張血管、降血壓、血糖、膽固醇、促進免疫功能、促進造血、刺激生長，促進體重增加、肌肉豐滿。

莊博士的當歸枸杞茶做法如下：

A.先準備30顆枸杞、2片當歸、300毫升的熱水。

B.再將枸杞、當歸用熱水沖泡，就可飲用。

此飲品可協助婦女有效減緩腹痛，不過建議女性讀者還是要調整日常作息，不要吃過多的紅肉、含有咖啡因、高糖、高鹽、高油脂、精緻加工的食物、以免讓毒素累積在身體裡，造成體質酸性化。

❸ 艾草紅糖生薑湯

艾草具有祛濕散寒、溫血活血、健胃強壯等功效，喝艾草紅糖生薑湯可緩解經期或經前腰腹冷痛的患者。莊博士的祕方如下：

A.準備3錢的艾草、3片薑片、適量的紅糖。

B.用5碗水煎到3碗的分量，即可飲用。

此飲品代替茶飲，可以幫助大家散寒、止痛、溫經。

❹ 當歸益母草茶

近9成的女性都有痛經的困擾，莊博士特別此設計緩解痛經的茶飲，以可活血行氣的益母草當主要材料，並且根據不同體質添加藥材，比如有便祕、經血鮮紅情況的女性可在茶中加入白芍；有腹瀉、經期血塊者可加入澤蘭；患有子宮肌瘤、巧克力囊腫的女性可以在茶中加入歸尾；另外，壓力大經常產生焦慮情緒的女性，並伴有月經不調的女性可加玫瑰花。專家指出，在經期前2天到1週前便可以開始飲用，緩解痛經的效果會更好。

在經期的第一天也可以飲用，不過需要注意的是連續喝3天後就要停止，否則容易導致經血量過多。把材料分成4等分，每一份中加入250cc沸水，並燜上5至10分鐘後，加入適量紅糖即可飲用，2天內喝完，下列各項茶飲的做法相同。

⑤緩解痛經茶飲一：火熱型茶飲

適合對象：適合經血過多、顏色鮮紅，私處伴有異味，以及容易便祕的女性。

材料：益母草、黃芩、白芍、延胡索各3錢，當歸1.5錢，香附2錢，紅糖適量。

效果：益母草具活血利水作用；當歸可去瘀血；白芍能鎮痛；香附可抗菌；防止子宮收縮；黃芩具消炎功效；紅糖可補血；延胡索行氣。

⑥緩解痛經茶飲二：寒濕型茶飲

適合對象：適合經血中伴有黑色血塊、四肢浮腫，並易腹瀉的女性。

材料：益母草1.5錢，白芍、香附、茯苓、澤蘭、艾葉各3錢，紅糖適量。

效果：益母草活血利水；香附可抗菌，防止子宮收縮；白芍可具鎮痛功效；澤蘭可去濕；艾葉去濕溫經；茯苓利水去濕；紅糖補血排毒。

⑦緩解痛經茶飲三：鬱悶型茶飲

適合對象：壓力大、情緒易緊張焦慮、睡眠質量差的女性。

材料：益母草、玫瑰花、白芍、川楝子、川芎各3錢，鬱金2錢，當歸1.5錢，紅糖適量。

效果：益母草活血利水；玫瑰花可安神鎮靜；白芍鎮痛；川楝子清肝火除濕熱；川芎活血祛瘀；鬱金疏肝、解鬱、行氣；紅糖補血。

❽緩解痛經茶飲四：瘀阻型茶飲

適合對象：患有子宮肌瘤、巧克力囊腫等經期疾病嚴重的女性。

材料：益母草、歸尾、赤芍、白芍、延胡索、川芎各3錢，香附2錢，紅糖適量。

效果：益母草活血利水；歸尾活血；赤芍利尿散血；白芍鎮痛；延胡索行氣；川芎活血祛瘀、祛風止痛；香附抗菌，防止子宮收縮；紅糖補血排毒。

益母草茶飲對女性身體的保健功效很大，協助女性解決最煩人的經期問題，有效緩解痛經，預防婦科疾病，呵護女性的健康。

藥膳類

❶麻油豬肝（腰子）

材料：（以58公斤體重為基準而準備的一天份量）

豬肝（或豬腰子）300至400公克、薑（每10公斤體重取6公克）、麻油（每10公斤體重取6毫升）、米酒（每10公斤體重取60毫升）

做法：

Ⓐ先把麻油加熱，油熱以後加薑片，一起炒香，出現香味後再將薑片撈起來，放到準備好的米酒裡：

Ⓑ以大火爆一下麻油，再放入豬肝（或豬腰子），炒約2或3秒即可。

Ⓒ再將米酒從鍋邊淋下，然後蓋鍋，約1分鐘後就可食用。

吃法：建議在早餐、午餐食用，一天份量分3到4次吃完。酒湯部分可裝在熱水瓶裡，一天內分幾次飲用。在此要提醒的是如果選用豬腰子來烹煮，其清洗方式一定要清除尿腺部分，要不然煮好的豬腰酒湯會有一股濃濃的尿騷味。

❷紅豆湯

材料：（約4到6人份）

紅豆2杯、紅砂糖200公克、水4杯

做法：Ⓐ紅豆要在前一夜洗乾淨、泡水，隔天用水煮到爛。

Ⓑ然後加入紅砂糖，待溶化後即可食用。在此提醒要趁熱食用，比較有效。

紅豆具有強心、利尿、消除疲勞的作用，常吃對女性很好。

❸ 糖麻香蕉

材料：香蕉2根、白芝麻半杯、蛋白1個、麵粉3匙、太白粉3匙、砂糖3匙

做法：Ⓐ先將香蕉去皮，再切成4公分長，然後把砂糖灑在上面備用。

Ⓑ蛋白放入太白粉、麵粉，再攪拌備用。

Ⓒ把Ⓐ的材料沾滿Ⓑ的材料後，再沾滿白芝麻，放入油鍋裡炸。

Ⓓ炸黃之後再取出，沾砂糖趁熱食用。

Ⓔ如果砂糖裡混合肉桂粉也是一種很好的搭配，可以增加香味和口感。

香蕉可以促進魚肉類的消化，如果和芝麻一起食用，會增進我們腸子的蠕動，既可通便，又可消除疲勞。

怎麼越變越美麗？

每一位女性都希望擁有一身細緻的皮膚，如果自己有一張光滑又嬌滴滴的臉龐，相信其他女性都會欣羨不已。特別現在流行韓風，一些女性寧可動刀花錢美容讓自己更漂亮更亮麗，但是如果不必動刀和花錢就可擁有漂亮的皮膚，應該是大家更樂意去做的選擇吧。

女性每個月都會遇到「大姨媽」拜訪一次，生理期時不僅容易覺得身體特別勞累而且皮膚也容易敏感，這時候應該如何保養皮膚才正確？莊博士有撇步，告訴你如何把握經期前中後的膚質調理，讓您臉色紅潤更健康！

女性經期皮膚狀況

❶ 皮脂分泌旺盛

月經前一兩天皮脂腺分泌明顯旺盛，導致油脂過多。肌膚光澤度下降、失去透明感。皮脂分泌旺盛會導致皮脂阻塞毛細孔，形成麥拉寧色素，使黑斑點大量增加。

❷ 皮膚敏感增強

月經來臨造成皮膚敏感性增強，容易長痘痘粉刺。臉色暗黃，毫無氣色。細胞脫落和更新會比平時快，所以要輕度去角質，避免皮膚變得暗黃，用油性較足的洗面乳來清除廢棄角質可降低對皮膚的刺激。

❸ 新陳代謝快速

女性經期皮膚狀況會變糟，要避免刺激保養。月經結束後7天皮膚開始恢復彈性。而且能快速吸收養分。在經期結束之後的一個星期中雌性激素分泌旺盛也是肌膚新陳代謝最快速、吸收養分最好的時候。

經期皮膚如何保養

❶ 皮膚日常需要的護理

建議大家平常要注意休息，確保充足的睡眠，每日用溫水清潔皮膚2至3次，潔膚用品性質要溫和。經期期間皮膚敏感性增強，容易出現過敏反應，盡量避免使用過多的化妝品。

❷ 勤於防曬沒色素

皮脂分泌旺盛不但會導致皮脂阻塞毛孔，同時容易形成色素，使黑斑點大量增加。這段時間肌膚容易受紫外線影響，因此防曬的工作需要努力執行。

❸ 眼部按摩保養

每晚用冷霜在眼周圍做眼部按摩，輕輕地在眼睛周圍畫圈，然後用手指輕叩眼眶，點壓眼眶上的穴位，按摩完畢洗去冷霜，可消除經期的眼部疲勞、浮腫及黑眼圈。

❹ 穩定情緒做運動保養皮膚

保持穩定的情緒和良好的心境是保養皮膚最有效的方法。同時做一些能促進新陳代謝的有氧運動，避免在這段時間無意間地胖起來。

經期皮膚的護理

❶ 特殊保養按摩

成熟膚質的皮膚細胞再生能力已減弱，更需要使用刺激彈力纖維生成的特殊保養品來保養。可以使用低刺激性的按摩品，使肌膚形成自然的保護膜，預防肌膚乾燥。

❷ 肌膚紅腫過敏

因子宮內膜增厚及血液崩落形成月經，抵抗自由基能力差，肌膚蠟黃易出現黑眼圈、浮腫。注意防曬、控油，並多休息；避免做臉、去角質或用新保養品。此時肌膚易紅腫過敏，可用粉狀彩妝取代液狀，避免毛孔阻塞；或用礦物質彩妝，避免刺激。

❸ 豐富均衡飲食

除了外在保養更重要的是內在調養。月經期間合理的飲食是保養皮膚最關鍵的因素。此期間應攝取營養豐富均衡的飲食，多飲水，以補充體內的營養和血容量。經期應禁菸酒及辛辣燥熱食物，血遇寒不利經血暢流故經期應忌食生冷及寒性食物，月經期間，女性身體和臉部會有輕微水腫，所以不要吃太鹹食物。

女性身體主要有兩種荷爾蒙，就是動情素與黃體素，在月經週期的不同時段，它們分別達到高濃度或幾乎消失。每月開始出血稱爲月經週期的第一天，大約在第十四天時排卵，到下一次約28天。動情素在月經後第八天開始升高，在血中濃度最高的時間爲第12至16天，次高的時間爲18至24天，黃體素在排卵後緩慢上升，於第18至24天有較高的濃度，而在月經開始前兩天到月經後第八天，兩種荷爾蒙濃度皆很低。

對皮膚影響較大的是動情素，不僅造成子宮內膜增生變厚，也增加皮膚的膠原蛋白維持彈性。當血中動情素濃度低時，應適量補充含膠原蛋白的食物，如豬腳與肌腱，另外，蔬菜水果也含有促進膠原蛋白合成的物質。在動物胚胎的實驗中發現，動情素可促進皮膚細胞正常生長分化與形成正常的角質，於體內動情素濃度低時，不宜使用會去角質的化妝品及洗面乳如水楊酸及維生素A酸，否則不易新生正常角質，反而會造成傷害。

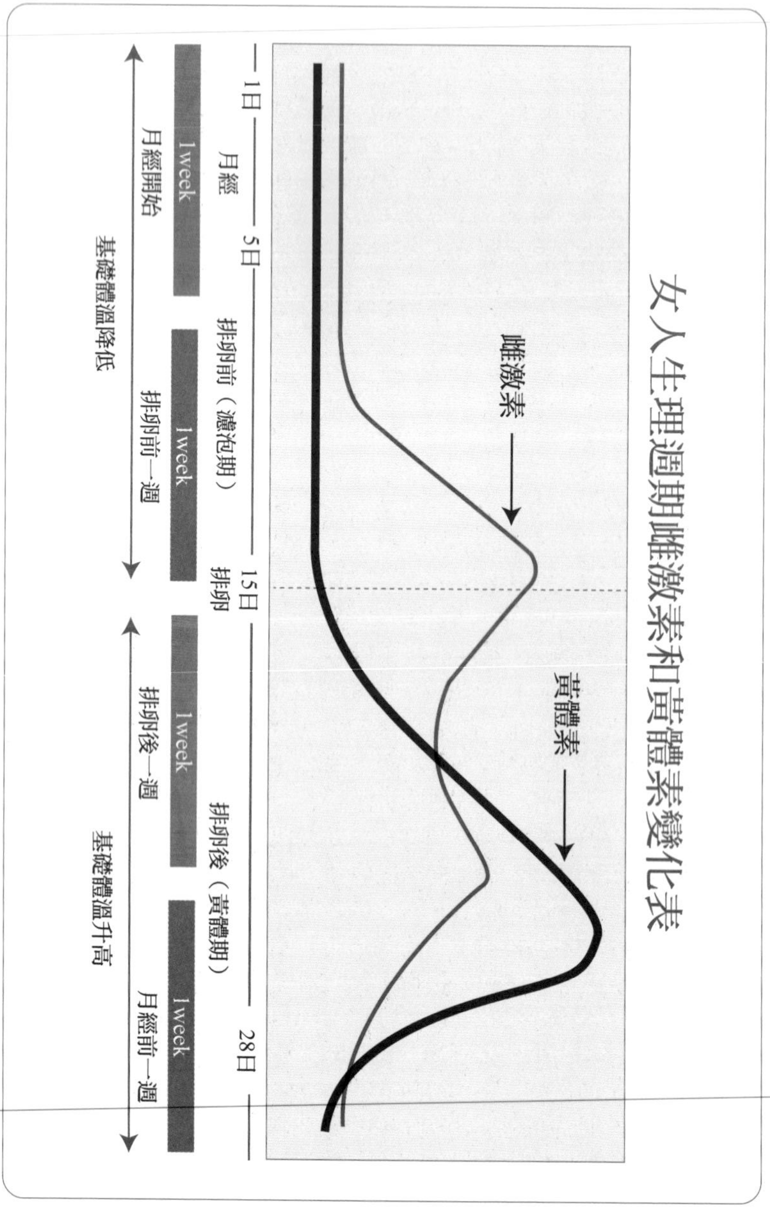

表五：女人生理週期雌激素和黃體素變化表

動情素也可防止日光造成的皮膚皺紋及乾燥，在身體濃度低時特別要注意防曬的工作，要選購可同時阻止UVA與UVB的防曬乳液，因爲UVA雖然不易造成皮膚發紅，卻是很重要導致皮膚老化的因素，此外深色蔬菜水果中含有茄紅素、胡蘿蔔素、維生素C等，抵抗紫外線傷害的成分，應該多攝取。受到生理週期雌激素和黃體素平衡律動的影響，使女性肌膚狀態時好時壞，所以採取對應的保養方法，也能讓女人保持肌膚水噹噹。

現在按照週期，建議保養皮膚的方式如下：

第1週　月經期，宜加強保濕補水

受到雌激素和黃體素平衡波動的影響，女性肌膚在28天的生理週期過程也會有明顯變化。月經週期的第1週「月經期」，因月經來潮，雌激素和黃體素分泌都急速下降，皮膚容易變乾燥、代謝差、敏感、缺乏光澤，加上生理的出血也會加速體力消耗、營養流失，有疲憊的倦容。

「月經期」的保養應內外雙管齊下，保養著重在保濕補水、緊緻肌膚，但因肌膚抵抗力較低，應避免選用刺激性保養品；食療部分則可多補充含鐵食物，如瘦紅肉、豬血或鴨血，但對甜食應忌口以免肥胖上身。

第2週　濾泡期，任何保養皆適宜

月經期結束後的「濾泡期」，是雌激素分泌的高峰期、排卵前1週，新陳代謝旺盛、肌膚光滑細緻，正是皮膚狀態最好的時候，可進行任何保養和美容療程，吸收效果最佳。此時多攝取高纖和排水性高的食物，有助於新陳代謝，幫助改善經期水腫症狀。

第3週　黃體前期，注重美白祛痘

過了最能散發女性美麗的濾泡期後，緊接著是黃體前期，也就是排卵後一週，此時肌膚狀態逐漸走下坡，皮脂腺和黑色素分泌大幅上升，容易增生黑斑、色素沉澱和痘痘。此時保養品可以美白和祛痘功能的護理爲主，飲食宜清淡，減少鹽類攝取以免水腫。

第4週　黃體後期，深層清潔去角質

到了第4週的的黃體後期，即爲月經前一週，皮脂分泌旺盛，黑色素活性增強，是肌膚的不安定期，皮膚容易出現青春痘、黑斑、脂漏性皮膚炎、毛孔粗大等症狀，此時美肌保養注重深層清潔和去角質，且飲食宜清淡，減少鹽類攝取以防水腫。

生理期間，也有一些小撇步可以還您一身好美肌。

每天一杯蜂蜜檸檬水，排毒美白更簡單

在這裡，教大家DIY「蜂蜜檸檬水」，它可是擊退電腦輻射以及幫助清除身體多餘毒素的好飲品！每天喝上一杯，不只可全身美白，還可保養身體，特別是早上或者是下午3至4點皮膚缺水時飲用效果最好！

做法：

❶先把檸檬清洗乾淨，並於表面抹上一層鹽巴，幫它馬殺雞一下，約輕輕摩擦1分鐘後，再用水將鹽巴沖洗乾淨即可。（用鹽巴摩擦檸檬表面具有除菌的功效喔！）

❷每天要喝之前切上2至3片檸檬薄片放入杯子中，並用溫水加上蜂蜜調匀即可。

貼心提醒：

千萬不可使用熱水調製，因為蜂蜜中含有酵素，遇上熱水會釋放過量的羥甲基糖酸，使蜂蜜中的營養成分被破壞。請天天喝蜂蜜檸檬水對抗電腦輻射吧！

解決經期黑頭粉刺5個小撇步

撇步1 記得塗抹防曬

特別是臉上比較高的部位鼻子及雙頰更要紮實的塗抹上防曬產品。當全臉都塗好防曬後、在鼻子及臉頰部位再次加強塗抹，其防曬的效果會更好。

不論是午間稍微的外出或是到屋外曬衣服等片刻行爲，化妝後以外的時間一定要使用有防曬效果的粉底液或妝粉，來加強防曬，如果怕長痘痘，可挑選強調不易致痘的防曬產品，或是請皮膚科醫師針對您的膚質給予建議！

撇步2 化妝水也要使用有美白成分

保濕保養、抗老化……，需重視的地方很多，但在炎熱的夏天中，美白是第一個需要被考量的效果，選擇化妝水時也要有美白成分的才行，建議使用含有能克制黑色素產生的維生素C成分的化妝水。

撇步3 解放毛孔

當我們的皮脂阻塞毛孔時、毛孔是無法呼吸且處於乾燥的狀態。此時我們要用溫熱的濕毛巾、敷在毛孔部位、讓汙垢及皮脂能夠浮出來、在那之後再來保養我們的肌膚。這樣子我們的膚質對保養品的吸收變得更好，皮膚也跟著變好！準備熱敷毛巾的方法就是把沾濕的濕毛巾、放進微波爐簡單加熱，敷臉的熱毛巾馬上就完成。

撇步4 用化妝水濕敷的毛孔面膜

在使用有美白效果的化妝水沾濕化妝棉後，輕輕撕開化妝棉並貼在鼻子兩側，接著濕敷3分鐘，3分鐘過後拿下化妝棉並用雙手輕拍讓皮膚安定下來。建議將這個步驟當成每一週都要來一次的深層美白。可以使用含有熊果素（arbutin）、傳明酸（Tranexamic Acid）美白成分的產品。

撇步5 美白保養從體內做起

不管外在怎樣的保養，體內環境如果不同步改善的話，外在的肌膚想要變白是件很困難的事！所以如果平時有曝曬在陽光下、多補充維生素C是很重要的，當肌膚在紫外線的照射下色素細胞會釋放出一種叫 Tyrosinase 的酵素、讓我們原本無色的色素細胞慢慢染成褐色。維生素C有幫助於色素細胞保持於無色狀態下作用，在斑點及色素沉澱前、多攝取維生素C是很有幫助的！

希望大家都能活用這5個小撇步、加強毛孔保養。即使月經來也可以擁有一身美麗的肌膚喔！

經期後護膚

女性月經期間，體內分泌的雌激素下降，雄激素相對會升高，以及由此產生的情緒變化，都會影響皮膚的狀態。因此，不但生理期期間要好好保養皮膚，經期後護膚就變得特別重要。

根據生理週期做的聰明護膚

女性生理週期是28天，可細分爲7天一個小週期，因此每個月有4個小週期，若有針對性地進行皮膚保養，可以收到意想不到的好效果。

月經前：注重清潔、加強控油

面色黯淡無光，感覺臉上疙疙瘩瘩的，而且容易過敏。生理期前，體內的激素變化體現在皮膚上，出現油脂分泌旺盛，毛孔粗大等各種現象，這是皮膚問題的多發期。建議在完成平時的潔膚過程之後，再按程序做一次清潔，控制油脂的分泌，保證毛孔清透，讓皮膚自由地呼吸，預防痘痘的生成。

月經中：祛除角質、注意防曬

角質層變厚，很容易產生粉刺、濕疹等，皮膚變得敏感，有些人還會臉部發紅。這個時期，使用去角質的洗面乳會有不錯的效果。經期中的皮膚脆弱，容易受傷，所以注重防曬，避免色斑的形成。蔬菜水果是天然的美容品，可以多吃一點。適當控制飲水量，因爲有些人會在經期出現水腫。

月經後：日常護理、普通清潔

這個時期，心境平和，情緒中的「快樂因子」比較多。皮膚柔嫩，光滑有光澤，沒有粉刺和毛孔粗大的困擾。由於血液循環良好，皮膚的狀態也節節攀升。可適當降低清潔力度，用平常的洗面乳洗臉，加上日常的護膚品，就可以幫助皮膚保持良好的狀態。

排卵日後：消炎修復、補充水分

這是皮膚問題捲土重來的前期。皮膚容易變得粗糙，盡量使用有消炎修復功能的化妝水，給皮膚補充水分。這個時期，皮膚油脂分泌旺盛，開始變得敏感，不注意衛生容易產生粉刺。使用具有消炎功能的化妝水，能產生殺菌消毒的作用，並且要多補充水分，使皮膚處於水油平衡的狀態。

當您還在抱怨皮膚不好的時候，聰明的女人需要經過保養，給自己的美麗加分的。

第4卷

調經第二招：
經後滋補，魅力無限

莊淑旂博士經後滋補調理法

什麼時候是月經期的女人最好的滋補時間呢？從月經來潮開始算起第11天到第15天，就是進入滋補的階段。這個時候雌激素的分泌到達了高峰，情緒會開始好轉，建議可以服用中藥或滋補的茶包來補充流失的鐵質等養分，而且可以增強抵抗力。第16天到第20天則是第二階段的休息時期，此時黃體素會上升，進入排卵期，是女人體力充沛、精神飽滿的好時機，可以嘗試放輕鬆，把心情調整到愉悅的狀態。

調養的方法：滋補茶包

因爲經期的不舒適已經過去，加上雌激素分泌旺盛，會讓女性的身體變得很輕鬆、自在，莊博士建議可從中藥、藥膳和飲食三個方向調整女人的身體，以便補充經期中流失的鐵質和血液。首先是藥膳方面。

中藥滋補茶包

中藥滋補茶包的成分如下：

當歸

當歸專治月經不調，經閉，痛經，也能潤燥滑腸。當氣血兩虛，肝郁氣滞，頭痛眩暈，風濕痹痛，跌打損傷時，也能食用當歸補身，此外也能保胎，又是產後之良藥。不過當歸也有一些副作用，食用時要小心留意。

1. 用量過多時，如當歸流浸膏，服用後可能會有疲倦、瞌睡等反應，停藥後雖然會消失，但還是要提醒不要用量過多。
2. 會有過敏反應，有些使用當歸注射液做穴位注射可能會引起過敏性休克，在此提醒要注意。
3. 用藥不當時，當歸屬於甘、溫、潤的補品，熱盛出血者禁止服用。大便溏泄者則要謹慎服用。
4. 禁止服用當歸的精華油，因爲其中有些微的致癌物質。
5. 慢性腹瀉或腹部發脹的病患，不宜服用當歸。
6. 孕婦不宜服用當歸。
7. 兒童不要服用當歸。

大棗

大棗用於脾胃虛弱、中氣不足、倦怠乏力，食少便溏等症。有補中益氣的功效，且能用在輕微的更年期失眠與煩躁，大棗能營養安神，臨床上常與甘草、小麥等同用，中醫古稱此爲臟躁。另用在血虛萎黃，大棗還有養血的作用，常與熟地、當歸同用。

大黑棗有助陰補血作用，能入肝走腎，主治虛勞，善資大小二便，凡補肝腎藥中如滋陰降火湯、茯苓補心湯、保胎丸，俱宜為佐，使因性味甘溫，尤能扶脾養胃耳。

炙甘草

炙甘草臨床應用多為炙甘草湯，是以炙甘草為主要原料製成的湯。源於漢朝張仲景《傷寒論》，原文云：

「傷寒，脈結代，心動悸，炙甘草湯主之。」由炙甘草、生薑、桂枝、人蔘、生地、阿膠、麥冬、麻仁、大棗、清酒組成。

而炙甘草湯主要的功效如下：

❶ 補陰為主，如清朝柯琴《傷寒來蘇集・傷寒附翼》指出本方以「生地為君、麥冬為臣、炙甘草為佐，大劑以峻補真陰，開來學之滋陰一路也。」清朝田宗漢《醫寄優陰論》也認為本方是「滋陰之祖方」。

❷ 補血為主，如以清朝唐容川為代表的一派醫家認為炙甘草湯是「補血之大劑」。

❸ 氣血雙補，如以金朝成無己《註解傷寒論》為代表，認為炙甘草湯的功效當為氣血雙補。

❹ 陰陽並調，清朝醫家尤在涇《傷寒貫珠集》指出炙甘草湯是「擴建中之制，為陰陽並調之法」。本方主治傷寒病後或重病恢復期陰血不足，血不榮心，虛羸少氣，

心慌心悸，虛煩少眠，大便乾澀，舌質略紅少苔，脈象結代不整。或肺痿久咳，吐涎沫稀痰，量多，咽燥而渴，或痰中帶血，心悸氣短，心中溫溫液液，失眠多汗，脈虛細而數，或偶見結代。

炙甘草甘溫益脾，脾屬土為心之子，補子而實母，緩心脾之急而復脈為主藥；生地滋陰生血，麥冬益陰養心以利復脈，為輔藥；用人蔘（黨參）益氣以生陽，桂枝助心陽而通脈，阿膠養血滋陰，麻仁潤腸緩中，得生薑之辛，滋而不膩，共為佐藥；生薑和大棗調和營衛為使藥。諸藥相合，具有滋陰養血、益氣復脈的功能。本方重用生地還配以麥冬、阿膠、麻仁，並以炙甘草為君藥，可見是一滋陰養血之劑，善補陰者陽中求陰，故又配以人蔘、桂枝、生薑、益氣、辛通而助陽、傷寒重證或大病久病之後，陰血耗傷，心血不足，心陽不振，而見心動悸、脈結代之症，本方最為適用。現在多用此方治療陰血不足，心陽不振而致的心律不齊、頻發的期前收縮、室性早搏，甚至出現二聯律、三聯律者，隨證加減，都獲得良好的效果。

黃耆

黃耆味甘，性微溫，歸脾、肺經，有補中益氣、補益脾胃、增強免疫力、止汗、利水消腫及強心、升陽的功效，應用於肺脾氣虛咳喘、貧血、元氣不足和容易疲倦等症。黃耆又依有無經過炮製，分為生黃耆與炙黃耆，生黃耆有固表作用，蜜製後的炙黃耆，能增強補中益氣的功效。

市售黃耆有兩種，正確品種又稱北耆、白皮耆，爲豆科植物膜莢黃耆或蒙古黃耆的乾燥根，外皮呈灰棕色，斷面纖維化，表皮黃白色，木部淡黃色，糖分較少，味微甜。另一種爲混淆品種，習稱晉耆、紅耆，爲豆科植物多序岩黃耆的乾燥根，外皮呈黃棕色或紅棕色，斷面淡黃白色，多粉性，含有較豐富的糖分，味道較甜。黃耆因粉性大、有甜味，受潮後容易霉爛、變色，故應貯藏於乾燥通風處。

熟地黃

熟地黃，中藥名，又名熟地。爲玄參科植物地黃〔Rehmannia glutinosa（Gdertn）Iibosch．ex Fisch. et Mey.〕的塊根經加工炮製而成。通常以酒、砂仁、陳皮爲輔料經反覆蒸曬，至內外色黑油潤，質地柔軟粘膩。切片用，或炒炭用。經炮製後，藥性由微寒轉微溫，補益性增強，《本經逢原》記載：「熟地黃，假火力蒸曬，轉苦爲甘，爲陰中之陽，故能補腎中元氣。」熟地黃所含的地黃多糖具有明顯的免疫抑瘤活性，還有顯著的強心、利尿、保肝、降血糖、抗增生、抗滲出、抗炎、抗真菌、抗放射等作用。

白芍

白芍爲毛茛科多年生草本植物芍藥（Paeonia lactiflora Pall.）的根。主產於浙江、安徽、西川等地。夏、秋兩季採挖、洗淨、除去頭尾及細根，放入沸水裡煮後除去外皮，或去皮後再煮至無硬心，撈起曬乾。切薄片，生用或炒用、酒炒用。

白芍可用於血虛或陰虛有熱的月經不調、崩漏等證。有養血調經之效，常配當歸、熟地黃等同用；若陰虛有熱，月經先期，量多，或崩漏不止，可加阿膠、地骨皮等同用。

白芍可用於肝陰不足，肝氣不舒或肝陽偏亢的頭痛，眩暈、脇肋疼痛、脘腹四肢拘攣作痛等證。有養肝陰，調肝氣，平肝陽，緩急止痛之效。治肝陽上亢的頭痛眩暈，常配生地、牛膝、石決明等同用：治肝鬱　肋疼痛，常配當歸、白朮、柴胡等同用；治脘腹手足攣急疼痛，常配甘草同用；治肝脾不調，腹痛泄瀉，常配防風、白朮同用。

白芍可用於陰虛盜汗，能斂陰、和營而止汗。治營衛不和，表虛自汗，常與桂枝配伍，調和營衛而止汗；治陰虛盜汗，可配生地黃、牡蠣、浮小麥等，斂陰而止汗。

黨參

黨參是桔梗科黨參屬多年生纏繞性草本。根供藥用。黨參之名，中國最早見於清朝吳儀洛著《本草從新》。中國東北、華北、西北各地都有分布，韓國及俄國遠東地區也有。山西潞安（今長治縣）栽培的「潞黨參」較爲有名，行銷海內外。

黨參莖長約1.5公尺。全株有乳汁及特殊臭氣。根肉質肥大，長圓柱形。葉對生或互生，卵形至廣卵形毛。夏秋開花，花冠鐘狀，淡黃綠色，有紫色斑點。蒴果圓錐形，種子細小。黨參喜溫和涼爽氣候。適於含腐殖質較多、土層深厚的砂質壤土栽培。幼苗期需蔭蔽，成株喜陽光。用種子繁殖，3至4月春播，10月秋播，每畝播種量約1千克。播後澆水並在畦上覆蓋稻草一層，以保持溫潤。待出苗後除去蓋草，苗高約6公分。春播苗可在當年秋季或次年春季移栽，秋播苗則在次年秋季移栽。均須適時澆水，保持土壤濕潤。莖蔓長約30公分左右時搭設支架，以利攀援。夏季多雨季節要注意防治根腐病和銹病。黨參根通常在栽培2至3年後的9月上、中旬採挖。採挖後洗淨並曬至半乾，反覆揉搓3至4次，使皮部與木質部緊貼，然後曬乾收藏。

黨參根含皂　、糖類及微量生物鹼。藥理試驗證明有增加紅血球及血色素的作用。中醫用爲滋補強壯藥，功能補中益氣、養血生津。主治氣血不足、勞倦乏力、食少便溏、血虛萎黃、便血、崩漏等癥。另有分布於四川、湖北等地的川黨參也以根入藥，功效同黨參。

茯苓

茯苓的功效相當多，包括利水滲濕、利尿，可改善記憶力，還有幫助鎮靜的功效，對於拉肚子、遺精患者來說，也很有幫助。茯苓被譽爲「四時神藥」，因爲功效廣泛、四季都可使用，不管是哪種邪氣入侵，茯苓都能發揮功效，更是適合入菜的健康美味藥材。茯苓性平、味甘、淡，入心、肺、脾經。古人視茯苓爲「四時神藥」，不只因爲它功效廣泛、經常入藥，能與不同藥物為伍，四季都可使用，而且不管是風、濕、寒、溫哪種邪氣，茯苓都能發揮功效。現代藥理則顯示，茯苓含茯苓聚糖、茯苓酸、蛋白質、脂肪、卵磷脂、膽鹼、組胺酸、麥角甾醇等。

功效特多，四季都可以食用。其功效如下：

1. 具利水滲濕、利尿的作用，能增加尿中鉀、鈉、氯等電解質的排出，可用來治療水腫脹滿、小便不利及腳氣。
2. 能寧心安神，有健忘驚悸，即改善記憶力、鎮靜的功效。
3. 可治療咳逆痰飲，無論是痰液濃稠或較清稀，都可以使用。
4. 拉肚子、遺精者，也可用茯苓治療。
5. 具有健脾和胃、降低血糖的作用。

茯苓可以用來煮藥膳、磨粉和泡藥酒。茯苓的功效相當廣泛，但是虛寒精滑、氣虛下陷的人，就一定要謹慎使用，例如原本就經常跑廁所、尿尿很多的人，因為茯苓會利尿，因此還是少吃為宜，另外，汗多的人吃茯苓，恐怕會損元氣，所以也要盡量避免。

淮山

淮山又名淮山藥，是山藥（學名：Dioscorea opposita）的成品名。為薯蕷科多年生草本植物薯蕷的塊根，冬季採挖。生長於海拔350公尺至1100公尺的地區，多生在山坡、山谷林下、路旁的灌叢中、溪邊及雜草中。山藥易栽培，最適宜在黃沙土生長，中國已有幾百年的栽培山藥歷史。它的分布很廣，著名的有河南、福建、山東、河北等地。營養豐富，藥用價值極高。功能主治：益氣養陰，補脾肺腎，固精止帶。用於脾虛食少，久瀉不止，肺虛喘咳，腎虛遺精，帶下，尿頻，虛熱消渴。

枸杞

枸杞性甘、平，歸肝腎經，具有補肝腎、益精氣、長肌肉、改善臉色、明目安神、祛風治虛、延年益壽、堅筋骨之功效，常與熟地、菊花、山藥、山萸肉等藥同用。現代醫學研究指出，它含有胡蘿蔔素、甜菜鹼、維生素A、維生素B1、維生素C和鈣、磷、鐵等，具有增加白細胞活性、促進肝細胞新生的藥理作用，還可降血壓、降血糖、血脂。

枸杞全身都是寶，枸杞子富含枸杞蛋白多糖、維生素C、磷、鐵等多種營養成分，能補虛生精，用來入藥或泡茶、泡酒、燉湯，如能經常飲用，便可強身健體。枸杞的葉、花、根也是上等的美食補品。枸杞果皮中富含的有效成分之一——枸杞多糖（LBP）對骨髓造血功能和各項細胞免疫指標有明顯的增強作用，能明顯提高機體血液、肝和肌組織的超氧化歧化酶（SOD）的活性含量，從而有利於活性氧的清除，延緩衰老和抵抗疲勞。

莊淑旂博士經後滋補食譜

因爲女性在經期中流失很多血量和營養，莊淑旂博士一向強調女人應該趁經期後和下一個經期前做個小月子，所以經期後建議以適度的藥膳調整和補養身體。食用這些藥膳前，請先瞭解自己的體質、年齡、性別、職業、生活習慣、外在的季節和氣候等因素，更能產生期待的效果。

體質

體質偏向陽、熱的女性，只要食用稍微熱性的食物就會容易「上火」，出現口乾舌燥、臉紅、便祕等現象，建議多吃甘寒、涼潤、滋陰的藥膳來緩解。體質偏陰、寒的女性，只要食用寒性的食物，就會出現胃冷痛、大便水水的現象，建議多吃溫熱、補陽的藥膳。

年齡

我們的內臟會隨我們的年齡承擔不一樣的任務。比如1歲到20歲，需求大量的營養，且要均衡，讓我們的身體更加茁壯，不過幼童的臟腑較爲嬌嫩，氣血尚未充盛，大人要替孩子注意脾胃的消化吸收功能，需慎重選用健脾胃助消化的食物，最好不要大補。21歲到40幾歲青壯年者，因爲工作壓力大或者性生活不懂得節制，造成耗傷氣血、腎精受損、容易疲倦、頭暈腰痠等等，建議多吃補氣養血、養心滋腎的藥膳，但要留意不宜多吃溫燥助陽的食物，避免耗傷陰血。50歲以後銀髮族時期，內臟的功能逐漸衰退，特別是肝腎、脾胃方面。肝腎不足者會出現牙齒鬆動、耳背、頭昏眼花、健忘失眠、夜尿多、腿腳活動不靈活等；脾胃虛弱者會食量少、皮膚乾燥易癢、容易感冒、不易康復等。有以上現象的女性，建議藥膳以補腎、健脾、養胃、益氣、養血、滋陰爲主，切忌食用大苦大寒的食物。

性別

女性有月經、懷孕、生產、哺乳等經歷，所以容易出現肝腎不足、氣血虛弱等現象，建議藥膳宜以補腎益精、益氣養血爲主。不過在不一樣的階段也會有所不同的滋補，比如月經量少又色淡者，宜補氣養血。懷孕期間，母親和胎兒需要大量的營養食物，建議多吃補腎固胎、健脾養血的食物，避免食用辛辣物。到了分娩後的哺乳期，就需要注重補氣養血，以補充分娩時流失的血液和津液，且要讓您的乳汁充足，建議食用溫性、容易消化的補品。更年期會出現月經血量時多時少、時來時止、煩躁易怒、燥熱虛腫、全身無力、頭暈耳鳴的現象，這是因爲腎氣衰退、氣血虛弱導致，建議多吃補腎養血、滋陰爲主的食物，並時時以樂觀開朗的心情迎接自己的銀髮期。

四季食補

一年有春夏秋冬四季之分，藥性也有寒、熱、溫、涼的分別，所以我們選用藥膳的方式也要因應季節變化而定，比如台灣是海島型的氣候，溫熱多雨，不適合多吃溫熱助濕的食物，特別是在高溫下工作的人，時常出汗，容易傷陰耗氣，這時候宜吃養陰益氣的食物；如果在潮濕的環境下工作，陽氣容易受損，則需多服辛熱溫陽、健脾燥濕的食物。

莊淑旂博士時常建議女性在滋補期食用的食譜如下：

❶ 四物湯

四物湯最主要的功效在於補血和養血，頭髮生長和精血盛衰息息相關，因此腎氣充盛的人，頭髮就會烏黑濃密又有光澤，血氣充足的人，頭髮就能榮茂且秀美。四物湯具有調經補血的作用，所以多是女性在月經結束後服用，一般人認爲四物湯是女性才喝的中藥，其實不然。四物湯最早記載於宋朝醫典《太平惠民和劑局方》裡，書中載明四物湯有調經、補血、活血的功效，被稱爲「婦科聖方」，此外根據中醫典籍《醫方集解》記載，四物湯主治「一切血虛，及婦人經病」。血虛即「貧血」，所以只要有血虛的症狀，包括血紅素低、感覺疲倦、臉色蒼白或萎黃、唇色淡白、指甲蒼白、眼瞼色白、頭暈、目眩、心悸等，不管是男性或者女性，通通可以使用四物湯來調理身體。

「四物湯」由當歸、川芎、白芍及熟地四味藥所組成，「當歸」味甘、辛，性溫，歸肝、心、脾經，有活血、補血的功效，而當歸身、當歸尾的作用也有所不同，當歸身專於補血，而當歸尾則善於活血。「川芎」味辛，性溫，歸肝、膽、心包經，為血中氣藥，有活血、行氣、祛風止痛的功效。

四物湯屬於溫補的藥方，如果您是屬於燥熱及上火體質的人，則不宜單獨服用四物湯，以免「火上加油」。上火體質的人，偏向口乾舌燥、便祕嚴重、容易長粉刺、早上起來眼屎較多、睡不好引起的眼睛乾澀、雙眼布滿血絲，牙齦也出現浮腫等等。

1人份的四物湯材料需要當歸3錢、川芎3錢、白芍3錢及熟地黃3錢。可連續煮2次，第1次將材料加3碗水煎煮成1碗即可熄火，濾掉藥渣後取湯汁來飲用即可。第2次則是將上次煮過的材料，加2碗半水煎煮成半碗時，再濾藥渣取湯汁飲用。早晚空腹時服用，效果最佳。

❷ 當歸紅棗茶

此茶飲可以養血補氣。做法是準備當歸、紅棗、枸杞各3錢，黃耆1.5兩和6碗水。然後把前述的材料放在一個棉袋裡，用大火煮沸，再轉小火熬煮約20分鐘。氣血不足、經血不止、手腳冰冷的女性很適合服用當歸紅棗茶。

❸ 當歸黃耆湯

此藥膳具有補氣養血的功效。做法是準備當歸3錢、黃耆1.5兩和6碗水。把藥材放入一個棉袋裡，用大火煮沸，再轉小火熬煮約20分鐘，就可飲用。氣血不足的女性很適合飲用此藥膳，建議在經期結束後就可服用3到5帖。

❹ 烏骨雞湯

此帖藥膳具有滋陰補血的功效。烏骨雞性平、味甘；具有滋陰清熱、補肝益腎、健脾止瀉等作用。食用烏雞，可提高生理機能、延緩衰老、強筋健骨、對防治骨質疏鬆、佝僂病、婦女缺鐵性貧血癥等有明顯功效。準備烏骨雞1隻、紅棗5顆、當歸、白芍、地骨皮、生地、知母各3錢、砂仁1.5錢。將以上所述藥材放入一個棉袋，和烏骨雞放入一個砂鍋裡，倒入8分滿的水，先用大火煮沸，再轉小火煮1小時，就可食用。月經不順的女性可在月經結束後服用3到5帖。

此外，烏雞連骨（砸碎）熬湯滋補效果最好，可以將其骨頭砸碎，和肉、雜碎一起熬燉，建議不要用高壓鍋，耐用砂鍋熬燉，燉煮時以文火慢燉，吃起來非常有口感。

❺ 當歸黃耆羊肉湯

羊肉性溫熱，味甘，具有補氣養血、溫中散寒、暖腎助陽的效果，時常被當作進補的食材，不過爲了減少飽和脂肪的攝取應盡量選擇瘦肉比較好。

當歸具有補血活血的功效，而黃耆則可潤肺，加入高麗菜則可增加蔬菜攝取，在進補的同時更能均衡。

此藥膳做法需先準備當歸、黃耆、黨參各8錢，薑片50克、羊肉250克。羊肉洗乾淨後切成塊狀，把所有的材料放入砂鍋並加入適量的水，以大火煮沸後轉成小火燉煮1小時，就可食用。在月經後連續服用5日，即可達到補血益氣的效果，月經量少、月經延後、小腹疼痛的女性可以食用此藥膳。

6 炸蝦球

月經以後的調養有助於改善女人的體質，莊淑旂博士強調經後1週可多吃小魚、蝦（要連頭、殼一起吃）、多筋肉類、豬肉、牛肚等，以便早日恢復經期所消耗的體力。經後容易暈眩、貧血的女性，可以多吃讓身體保暖的薑、蔥、香辛料等，以便促進內臟機能，增加食慾和體能。

蝦很適合營養失調的女性食用，可以賦予內臟機能活動的活力。此道料理要準備蝦12尾、奶油2湯匙、洋蔥1個、麵粉3湯匙、牛奶1瓶、乳酪粉2到3匙、胡蘿蔔4公分、青椒適量、麵粉2湯匙、蛋1個、麵包粉1杯。先將蝦去殼、腸泥，留下尾殼。再以鹽水川燙，取出備用。第二步再將洋蔥切細、胡蘿蔔煮熟切細。第三步洋蔥以奶油炒熱，然後加入過篩的麵粉，用文火炒香，不要炒焦。第四步牛奶需分成幾次加入攪勻。第五步則是加入乳酪粉、胡蘿蔔拌勻，攤放在盤裡冷卻。第六步將蝦依序沾上麵粉、蛋汁、麵包粉，放入油鍋裡炸到金黃色取出來，再與切成小塊的青椒、第三步的材料拌勻，放在盤裡，即可享用。

7 糖醋鯉魚

此道料理是女性月經後的營養聖品。材料需準備鯉魚1尾、太白粉3湯匙、青椒1到6個、蔥1枝、醬油1湯匙、胡蘿蔔4公分、紅椒少許、橄欖油少許、醋4湯匙、砂糖5湯匙、湯汁二分之一杯。做法如下：首先將鯉魚去鱗、內臟，清洗乾淨備用。把水分擦掉，在魚備上劃三、四刀，浸醬油後沾太白粉，入油鍋炸熟。胡蘿蔔、青椒、蔥、紅椒全部切細絲，用油炒之，將醬油、醋各4湯匙、砂糖5湯匙、湯汁二分之一杯、太白粉3湯匙加入拌勻，用太白粉水勾芡。鯉魚炸兩次，將上面勾芡的湯汁淋在魚上，即可享用料理。

8 蒸蛋糕

蛋和葡萄具有增血的效用，是月經後恢復體力的好食材，如果再加橘子皮、檸檬皮則可增加代謝和香味。準備的食材有葡萄乾2湯匙、生肥豬肉15公克、檸檬皮二分之一個、橘子皮少許、蛋3到4個、低筋麵粉80公克、砂糖1杯。櫻桃、桃子等水果適量、沙拉油少許。先將葡萄乾每粒切成4份，肥豬肉切細丁，加入砂糖拌勻。模型底部鋪上一張蛋糕紙，四周塗上沙拉油，灑上麵粉備用。蛋糕紙上排上櫻桃、桃子，和切好的橘子皮、檸檬皮等。蛋白以打蛋器打到起泡，加熱砂糖、蛋黃拌勻，再加入過篩的麵粉、葡萄乾、肥肉、檸檬皮拌勻，倒入模型裡蒸25分鐘就可以吃了。

做自我健檢的好時機

月經過後，女性除了應滋補養生，強化抵抗力以外，也是做自我健檢的好時機。台灣的醫療系統屬於世界等級，而國人的健康指數卻未見好轉，探究其因主要是國人的健康概念普遍不及格，喜歡作息不正常，飲食習慣也不佳所導致。如果大家都有按照我的外婆莊淑旂博士所提倡的早睡早起，早餐吃好、午餐吃飽、晚餐吃少不吃更好的養生原則，相信身體健康不是口號，因爲她老人家就是一位身體力行的人，身體健朗，年壽96歲無病而逝。莊博士時常體醒女性應該做好「基礎體溫檢測法」，這是自我健檢最好的工具，也是女性獨特的檢查方法，我們可以從基礎體溫表看出一些端倪。

基礎體溫檢測法

滋補到第二階段的休息，碰巧會遇上排卵期，而基礎體溫就是以排卵期爲分界點，可分低溫期和高溫期兩種。我們從基礎體溫可以瞭解下面的情況：

無卵期月經

體溫刻度的曲線沒有高低溫的分別，只出現一相性。

黃體機能不足

高溫期低於10天以下，女性黃體不足比較容易流產，受孕困難。

感染症

經期期間持續高溫，即有可能罹患子宮內膜異位或梅毒、急性肝炎等感染症。

懷孕

從排卵期以後，體溫持續高溫達21天，就可推斷為懷孕。

流產

懷孕期間體溫忽然下降，很有可能出現流產的現象。

受孕

排卵日的前三天到最後一天，為女性最容易受孕的時間。

避孕

高溫期的第五天到下次月經來時的期間，為女性最不容易受孕的時間。

預產期

從排卵期往後推算 264 到 268 天，或者直接加上38週就是預產期。

趁機美容、護膚和豐胸

女性從生理期後第七天到第十天，因爲雌激素分泌量會往上升，新陳代謝非常旺盛，脂肪容易燃燒，如果可以把握這個好時間，對自己進行體重控制、塑身、美容、豐胸等規劃，效果可以期待。

美容、護膚

因爲女性月經過後，雌激素很旺盛，而且肌膚新陳代謝、吸收養分非常迅速，雌激素可以抑制皮脂腺的分泌，預防青春痘和黑頭粉刺有其功效。在這個階段副交感神經開始活躍，血液循環運作良好，所以上一期出現的皮膚暗沉、斑點、細紋等逐漸消失或者較不明顯。換言之，此時期只要我們做好清潔的工作，同時補充足夠的水分，並不需要依賴化妝品或者其他保養品，照樣可以紅光滿面、皮膚細緻、肌膚彈性十足。

美白、防曬

女性月經過後進入滋補開始休養，因爲這個時候排卵會讓女性荷爾蒙出現了波動，雌激素分泌會越來越少，黃體素則是逐漸增多。由於黃體素容易讓油脂分泌加多，所以會出現青春痘，使女性的皮膚日漸暗沉，不過整體看來臉上的氣色不會不好，而黑色素因為慢慢的增多，極有可能會出現一些黑斑，所以建議大家可以在這個時候做一些美白和防曬的措施，做法很容易，不要花一些錢去買滋潤性的保養品塗抹在臉上，製造臉上冒出青春痘的機率，外婆莊淑旂博士教大家隨手做3款「中藥美白面膜」，既健康又可以美白與護膚。

中藥美白面膜

A.準備天冬40克、白芷和珍珠各30克，一起磨成粉末狀，然後過篩，再裝入密封的罐中。要使用的時候把4克藥粉與半顆蛋白調勻，塗抹在臉上大約15分鐘，然後再用清水將臉洗淨。這個面膜的功能不僅促進皮膚周圍的血液循環，產生潤膚美白與修復組織的效果，還適合皮膚乾燥或缺水的人使用喔！

B.準備薏仁和甘草各30克，然後磨成細粉狀，過篩，再裝進密封的罐裡。要使用的時候請加4茶匙的鮮奶倒入4克的藥粉中，再塗敷在臉上，維持至少15分鐘左右，然後以清水洗淨自己的臉龐。這個面膜適合皮膚長期缺水、乾燥、暗沉的人，它具有滋潤美白、柔潤皮膚的效果，讓我們容光煥發！

C.準備30克的白芷，將之研磨成粉末狀，過篩，放入密封罐中保存。要使用的時候請以1大匙的鮮奶混合4克的藥粉，調勻後，取出敷在臉上停留約15分鐘，再以清水洗淨整張臉。特別是皮膚乾燥或缺乏水分的女性讀者，不妨使用這一款面膜，假以時日，可以促進血液循環，而且容光煥發，美白潤膚，改善黑頭粉刺和修復疤痕組織，好處良多。

用吃的方式增加您的美容營養指數

前面我們建議您用外在的美容保養方式，讓女性在滋補期進行保養，現在我們再介紹用吃的方式教您補充美容營養，內外綜合運用，達到裡應外合的作用。

吃含鐵的食材

鐵是人體的造血來源，在月經期女性大量流失，所以應該多多補充大量的鐵來增添我們的好氣色。在肉類方面，以豬血、鴨血、豬肝、羊肚的含鐵量最多，莊淑旂博士鼓勵大家可以多吃；另外，紫菜、桂圓、芝麻、木耳、豆製品、海帶、蘑菇等食材也是含鐵量非常高，建議平常就可以大量吸取。

吃含鎂的食材

鎂可以調節神經和肌肉的活動，增加我們活動的持續力，甚且還可以紓緩經痛，效果不錯。具有豐富的鎂的食材有玉米、菠菜、蘑菇、綠豆、青豆、黃豆、黃瓜、麥芽、茴香菜、柿子等，建議大家不妨多多攝取。

吃含維生素A、B、C的食材

我們知道維生素A會使我們的眼睛明艷動人，又可以減少皮脂溢出，增加我們的皮膚光澤度和柔軟度，因此它有「美容維生素大使」之美譽，例如胡蘿蔔、柿子、蛋黃、奶酪、魚肝油、南瓜等等都是富含維生素A的食材。維生素B的功能在於防止皮膚乾燥、預防皺紋產生，例如香蕉、甜菜、穀物、豆類等都是富含維生素B的食材。維生素C具有高度的抗氧化，不僅保持我們的皮膚白白細細嫩嫩的，而且還可抗衰老，例如水果中的番茄、奇異果、檸檬等，都是高含維生素C的食物。

減重的大好時機

因爲生理期過後，女性的雌激素會大量分泌出來，身心都是處於最佳的狀態，一方面可以消化、吸收好，二方面新陳代謝非常好，所以體內堆積太多的水分可以趁此大好機會排出來，細胞也會很活絡，相信女性讀者有感覺自己的心情特別好，在此建議可以多留意良好的飲食習慣，小心選擇食物，搭配運動來消耗熱量，想要減重不會是一件難事，所以這是減重的大好時機！但是要怎麼吃呢？

一天吃4種蔬菜、3款水果

我們建議女性一天要攝取4種蔬菜、3款水果，因爲在月經期裡女性流失了很多的鐵質和蛋白質，所以需要多攝取含有大量完全蛋白質和糖分的食物，例如魚貝類、五穀類等營養高熱量低的食材。此外，還要多吃蔬果，來補充我們需要的維生素、礦物質和微量的元素，特別是蔬果裡富含纖維素，一方面有飽足感，二方面也能促進我們的腸胃蠕動，盡量將身體內的廢物排除掉。

在此建議女性每日攝取4種蔬菜和3款水果，水果裡以鳳梨、蘋果最優，因爲鳳梨果實含豐富的營養成分，糖類、碳水化合物、有機酸、氨基酸、尼克酸、蛋白質、脂肪及維生素A、B、C、G；核黃素、胡蘿蔔素、硫胺素、膳食纖維；無機成分如：鐵、鎂、鉀、鈉、鈣、磷等。它的功能方面，果實汁液豐富，纖維柔脆，酸甜適中，芳香可口，尤其含有一種天然消化成分，我們稱爲鳳梨酵素，有類似木瓜酵素的作用，可以分解蛋白質，幫助消化，促進食慾，如果飯後食用，效果更好。在醫藥方面的功能，具有利尿、解熱、解暑、解酒、降血壓，抗癌等功效。適當吃鳳梨對於腎炎小便不利、高血壓、熱咳、咽喉腫痛、支氣管炎、消化不良、酒醉等症狀也有不錯的的食療效果。

因爲鳳梨營養豐富，它的維生素C含量是蘋果的5倍，又富含朊　、能幫助人體對蛋白質的消化，並能提供豐富的果糖、葡萄糖、檸檬酸、蛋白　等，所以在此推薦首選的水果是鳳梨。

而中醫認爲蘋果性平，有補心潤肺、生津解毒、益氣和胃、性平肝的功效。芬蘭的學者在1999年10月發表的一項研究報告說明，蘋果中所含的黃酮類化合物是降低癌症發病率的有效物質。經常食用蘋果的人，肺癌的患病率降低46％，患其他癌症的幾率也比一般人少20％。美國《自然》雜誌報導的一項由紐約蘋果研究發展工程及紐約蘋果協會贊助的科研成果也表示，每天吃一個蘋果可以有效預防癌症。蘋果中含有神奇的「蘋果酚」，非常容易在水中溶解，被人體所吸收。這種「蘋果酚」具有7種功能：一是抗氧化作用，可以保持食物新鮮；二是消除異味，可去魚腥、口臭；三是預防蛀牙；四是能抑制黑色素、酵素的產生；五是能抑制活性氧發生，可預防因活性氧引起的各種生活習慣病；六是能抑制血壓上升，預防高血壓；七是能抑制過敏反應，有一定的抗敏作用。蘋果中含有「果膠」，是一種水溶性食物纖維，可以減少腸內的不良細菌數量，協助有益細菌繁殖。過去一度風行的「蘋果減肥餐」，就是利用它能讓人有飽腹的感覺並具有整腸作用從而達到減輕體重的效果。如今，許多美國人都把蘋果作爲瘦身必備，每星期節食一天，只吃蘋果，稱「蘋果日」。蘋果中含有豐富的維生素C。維生素C是心血管的保護神。而且維生素C可以有效抑制皮膚黑色素和形成，協助消除皮膚色斑，增加血紅素，延緩皮膚衰老，具有美容養顏的功效。每天吃一個蘋果，可以滿足我們每天所需要的維生素C。

減重飲食四原則

滋補後的休息時段，減重速度會比前期較為緩慢，這是很自然的狀況，不要過於心急。另外，還要搭配運動，提升新陳代謝的功能，抽空也可以做一些簡單的深呼吸或者吐納的動作，以提高身體的含氧量，以便達到活化細胞和瘦身的目的，以下是減重飲食四項原則：

❶運用蒟蒻控制熱量：蒟蒻含有97％的水分，可以說非常少的熱量，且有不容易消化的特性，吃了之後可以增加飽足感，所以減少熱量的吸取，達到減重的成果。

❷少吃油脂性食物多清淡：經過不舒服的生理期後，不但新陳代謝良好，消化功能也很強，不過不宜放肆進食，也要避免食用油脂高熱量高的食物，盡量吃清淡自然的食材。

❸多吃有助於消化、代謝食材：建議多吃冬瓜、芹菜、胡瓜等有利消化、代謝的食材，以加速減重瘦身的成果。其他類似高纖的黑木耳、山藥、薏仁、蓮藕，還有含不飽和脂肪酸的堅果、核桃、腰果、松子、小米、黑豆等五穀雜糧種類都是不錯的選擇，盡量少吃精緻的澱粉類食材。

❹服用四物湯：此四物湯包括當歸、川芎、白芍、熟地等材料，以強化女性的子宮和輸卵管機能。四物湯最主要的功效是補血、養血、促進頭髮生長，所以腎氣充盛的人，頭髮就烏黑濃密有光澤，血氣充足的人，頭髮就能榮茂而秀美。四物湯具有調

經補血的作用，所以是女性在月經結束後服用。無論男性或女性，都可以使用四物湯來調理身體，「四物湯」由當歸、川芎、白芍及熟地四味藥所組成，「當歸」味甘、辛，性溫，歸肝、心、脾經，有活血、補血的功能；「川芎」味辛，性溫，歸肝、膽、心包經，是血中氣藥，有活血、行氣、祛風止痛的功效；「白芍」味苦、酸，性微寒，歸肝、脾經，有養血斂陰、柔肝止痛的功能；「熟地」味甘，性微溫，歸心、肝、腎經，有補血滋陰、益精填髓的功能。

每個月生理期都是豐胸的大好時機

女性的乳房由脂肪、肌肉和腺體組成，且由韌帶固定，其中胸部腺體會受到荷爾蒙的影響。月經期前7天，有部分的女性會感到乳房發脹、變大、疼痛等，主因在於雌激素分泌量增加，使小葉內導管上皮細胞肥大，葉間和末梢導管內的分泌物增多所導致。等經期過後，雌激素分泌減少，對乳腺的刺激下降，乳房就會變軟且恢復原來的尺寸，疼痛感也會隨之消失。

善用月經期間女性荷爾蒙分泌對乳腺的影響變化，雖然可以達到相當程度的豐胸作用，但是以青春期女性的效果最佳，因爲這時女性的乳房還沒有發育完全，可塑性比較大，成功機率也最高。成年女性已經發育成熟，如果想豐胸需要多配合運動，使原本的乳房更堅挺、有彈性，如果加上飲食滋補，一樣可以達到豐胸的成果。

在月經來的第11天到13天，是豐胸最佳時期，或第18天到24天則是次佳時期，可以多做胸部按摩、多吃有豐胸功效的食物；因爲這時期卵巢動情激素分泌量高，是激發乳房脂肪增厚、豐胸的好時機。

兩種豐胸運動

理氣健胸操

❶ 請將腋下兩旁肉輕輕的推向胸前。

❷ 把小腹的贅肉用力向胸部上推。

❸ 沿著乳房的四周從內往打圈按摩。

❹ 最後從下往上按摩到頸部。

提醒和叮嚀：每天沐浴後，做健胸操10分鐘，大約1個月就會有成效，但不可偷懶。

合掌健美操

❶ 雙手放在胸前合十，手肘盡量抬高，左右互推。

❷ 收腹挺胸，用肩膀的力量盡量使手臂向上伸直，不需踮腳尖，腰部以下不要用力。

❸ 雙手在身後合十，盡量往後伸。

提醒和叮嚀：鍛練胸部韌帶、胸肌，使胸部更加挺拔，托高胸部，且調整脊椎與肩膀的寬度，避免胸部下垂。每日沐浴後，做健美操約5分鐘。約1到2個月就會有成果。

豐胸的食材

酒釀蛋

酒釀加入煮好的蛋裡，放入一點糖，可以養顏且豐胸。因為甜酒釀含有醣化酵素，是天然的荷爾蒙，而營養完全的蛋也是熱量來源。

月經來前早、晚吃1碗。可當一般用餐後的甜點吃。

當歸

其功效有補血調經，活血止痛。胸部的發育與氣血是否充盈相關，故能豐胸。平時就可以食用。在烹煮藥膳時加入，或以當歸濃汁醃肉皆宜。

人參

人參功效在於大補元氣，補肺益脾，生津，安神，胸部的發育與氣血是否充盈相關，故能豐胸。本品補氣作用較強，一般不用於實症，如發熱、火氣旺、感冒、發燒者不宜。平時就可食用。在藥膳中自行加入一些，或是直接用2到3公克的人參沖熱開水喝也很好。

山藥

補脾胃，益肺腎，因含有豐富女性荷爾蒙，故能豐胸。在月經來潮前7天食用。新鮮山藥煮湯，乾山藥可用於藥膳中。

枸杞子

補腎益精，養肝明目。因爲乳頭、乳腺、乳暈歸於肝、脾、胃經，所以從肝、脾入手調理月經的同時，也能起到豐胸作用。平時可食用。

煮一些甜湯或是泡茶時，可自行加入一些枸杞子。

蒲公英

清熱解毒。因爲乳頭、乳腺、乳暈歸於肝、脾、胃經，因此從肝、脾入手調理月經的同時也能起到豐胸作用。平時可食用。行經前乳房脹痛可在藥膳中加入一些蒲公英，調理肝胃經，兼消退脹痛。

紫河車

益氣，補精血。含大量女性荷爾蒙，多用於更年期綜合症狀與骨質疏鬆，可增強抵抗力，亦含絨毛膜促性腺激素、雄性激素等，可以促進乳腺、卵巢發育，風寒痰喘、胃弱者忌服。平時可食用。將藥膳中加入少許即可。

海鮮類

含鋅能提高性荷爾蒙促進乳泡漲大，胸部也會因此變大。在月經來潮前7天食用。任何料理方式都可，如果不喜歡海鮮類至少喝喝湯也可以。

肉蓯蓉

補腎助陽，潤腸通便。由從肝、脾、腎入手調理月經的同時也能產生豐胸的作用。平時可食用。藥膳中使用，平日泡茶也可以加入少許肉蓯蓉。

黃豆類製品

如豆漿、豆腐等，不但富含蛋白質、卵磷脂，還含有「植物雌激素」、「異黃酮類物質」，可以提高雌激素的水平，達到豐胸健美作用，平時可食用。以豆漿最優，因爲豆漿是黃豆製品中加工最少、最能吃得到黃豆的精華，其他如豆花、豆腐也可以。

| 第 5 卷 |

調經第三招：
調理身心，快樂無窮

瞭解「經期症候群」

經前症候群（premenstrual syndrome，PMS）是發生於生育年齡婦女的一種週期性疾病，在月經來潮的前幾天，通常是7到10天左右，生理上和心理上都會出現一些不舒服的症狀，包括：情緒障礙，身體不舒服，以及行爲上的困擾等等。根據統計，大約有75％女性，在月經之前或多或少都會出現一些經前症候群的症狀。但是其中大約只有15％會因爲嚴重的症狀而到影響到其生活起居，人際關係，或是工作上的表現，這一種較爲嚴重的情形，就稱爲「經前焦躁症」（premenstrual dysphoric disorder）。

根據統計，過去文獻上所提到有關經前症候群的症狀就超過 150 種，其中最常見的症狀包括：腹脹、焦慮、乳房脹痛、頭痛、注意力不集中、畏光、好哭、身體不適、憂鬱、疲勞乏力、口渴、食慾改變、煩躁、四肢水腫等。通常這些症狀必須要有以下的特點，才會被認爲是經前症候群的症狀，包括：

A.前 1 星期所出現的症狀，必須比月經以後同一種症狀的嚴重程度超過30％以上，甚至超過50％。

B.在連續 2 個以上的月經週期出現同樣的症狀。

如何診斷經前症候群呢？首先您必須幫助自己做一個日記，記下每個月月經的時間，並且做一個評估表記錄每天情緒的變化、生理上的症狀、飲食習慣的改變、以及任何讓您感到壓力的事情和您本身的反應；同時也要記錄這些變化的強度，例如：將強度分爲強、中、弱、無四級或是分爲0、1、2、3、4、5幾個等級做一比較。最少應該記錄3個月，這些資料將可以幫助醫師做出正確的診斷。如果症狀只發生在月經之前而且持續一個禮拜以上，月經週期的前半段完全沒有症狀，這種情況就極有可能是經前症候群；有時候平時也會有一點不舒服的症狀，但是在月經來之前症狀會更爲明顯。但是不管怎麼樣，當月經來潮以後，這些症狀都會減輕或是完全消失。

有許多理論想要解釋經前症候群的基本病因，這些理論包括：女性荷爾蒙失調、腎上腺荷爾蒙失調、體內代謝異常、維生素B6缺乏、以及腦下垂體荷爾蒙異常……等，然而並無法找到任何強而有力的證據來支持其中任何一種理論。正因如此，目前我們也無法寄望用一種簡單的治療手段就可以治療經前症候群；由另一個觀點來看，經前症候群極可能不是一個疾病，而是許多不同症狀的集合，所以必須依照個人的狀況來用藥以改善症狀。

經前症候群的治療方式包括：

藥物治療

以改變排卵狀況及針對症狀治療爲主。

抑制排卵的藥物：包括一般常用的避孕藥、黃體素或其他能夠抑制排卵的藥物。

抗憂鬱藥物或抗焦慮藥物：包括 Fluoxetine、Paroxetine、Nortriptyline、Alprazolam、MAOi 類藥物及其他。

止痛藥：可以減輕頭痛或是背痛的症狀。

退乃藥物：如 bromocriptin，可以解除奶脹的症狀。

利尿劑：改善水腫的症狀。

手術

切除兩側的卵巢，症狀十分嚴重，而且其他方法都沒有效果時才考慮使用。

中草藥

常用到的包括當歸、黑升麻、金絲桃、人蔘、黃荊、茯苓、薏仁、芹菜、洋芫荽、蒲公英、大豆或是山藥等。常用的中藥處方包括：苓桂朮甘湯、當歸四逆湯、八珍湯、小柴胡湯等。

心理治療

對於病情的瞭解，有助於提高適應能力。減輕壓力的團體治療或是生理迴饋的治療方式也有助於症狀的改變。

營養補充劑

維生素E：有些報告指出高劑量的維生素E（每日400國際單位），可以改善貪食及情緒不穩的症狀，但是對於生理上的症狀幫助不大。

維生素B6：雖然過去認爲維生素B6可以改善經前症候群的症狀，但是近年來的結論是維生素B6對經前症候群的效果並不如原來所認爲的好。

鈣質：有醫學報導，發現有經前症候群的婦女每天補充1200mg的鈣質，可以減輕症狀。

飲食

不好的飲食習慣會加重經前症候群的症狀，因此飲食的調整有助於症狀的改善。

❶ 鹽和咖啡因的攝取：鹽分會增加水分在體內的儲存，咖啡因會引發焦慮不安或是憂鬱的症狀。所以有水腫的症狀時，應限制鹽分的攝取；情緒不穩時應避免喝太多的咖啡。

❷ 刺激性的飲食、菸酒。

❸ 調整：目前有些針對「經前症候群」所設計的食譜，包括：60％的碳水化合物，20％的蛋白質和脂肪。若是食慾明顯增加，應少量多餐，以防體重增加。

目前並無明確可以預防經前症候群的方法，所以尋求醫師的幫助，及早診斷及早預防，是避免病情進一步惡化或是造成更大影響的最好方法；家人如果能夠認知經前症候群，才能給予最大的支持，協助度過這一段時間。除此之外，改變生活習慣、調整飲食、維持運動的習慣、適量補充維生素，有助於症狀的改善。

莊淑旂博士調理身心法

莊淑旂博士爲了因應現代婦女奔波家事、工作等事務，無法抽空熬煮藥膳滋補自己的身體，所以設計「調理茶包」，讓現代婦女便以飲用，可使用的調理中藥不勝枚舉，在此推薦幾種如下。

玫瑰花

在《本草綱目》首次記載，玫瑰花是薔薇科植物玫瑰的花蕾，入藥者以氣味芳香濃郁、花朵大、花瓣厚、色紫鮮豔者最好。在國外，玫瑰花也做爲藥用，是芳香療法的主要原料之一，應用在美容方面也是非常普遍。

功效：

A.具有緩和情緒、平衡內分泌、補血氣，美顏護膚，對肝及胃有調理的作用。

B.可消除疲勞、改善體質，玫瑰花茶的味道清香幽雅，可協助緩和情緒，紓解抑鬱，能改善內分泌失調，解除腰痠背痛，對消除疲勞和傷口癒合，滋潤養顏，護膚美容，活血，保護肝臟和胃養肝，消除疲勞，促進血液循環。

C.可治慢性胃炎及肝炎。疏肝解鬱，健脾降火，能治腹中冷痛，胃浣積寒，順行血氣、安神、通便，降火氣，可調理血氣、促進血液循環，能活血化瘀，緩和情緒，調整內分泌，最適合因內分泌紊亂而肥胖的人，調氣血，調理女性生理問題。

D.最重要的是它的養顏美容功效，常飲用可去除皮膚上的黑斑，令皮膚嫩白自然，防皺紋也有幫助。可改善體質，肝鬱氣滯型的減肥可多喝，有助於減肥；有豐胸調經之效；還可潤腸通便。

E.由於玫瑰花茶有一股濃烈的花香，治療口臭效果也很好，長期飲用可改善睡眠。

F.玫瑰花茶還有助消化、消脂肪的功效，所以可減肥，飯後飲用效果最好。

G.因玫瑰花有收斂作用，如有便祕者不宜過多飲用；玫瑰花可理氣解鬱活血，乾燥後的玫瑰花蒂若呈白色粉塊狀，爲採收的膠質凝結，並非發黴；對於原發性經痛，可用約8克的玫瑰花，沸水沖泡10分鐘，加些紅糖飲用，效果很好。

建議玫瑰花調理茶包：

玫瑰花茶

材料：乾玫瑰花苞20朵、水250毫升、紅茶1包、蜂蜜或糖適量

做法：將鍋中放入250毫升水煮開，然後放入乾玫瑰花苞，改小火煮2分鐘後熄火。再將紅茶包放入鍋中浸泡40秒，馬上取出。將茶汁過濾倒入杯中，加適量的蜂蜜拌勻即可。

功效：玫瑰花用涼血、養顏，故有改善皮膚乾枯的作用。因為玫瑰花茶有濃烈的

花香，所以也有治療口臭的效果。另外還可助消化，增加皮膚潤滑。

TIPS：和熱茶必須將茶杯先行溫熱，以防止溫度迅速下降，才能使茶香飄散出來。因玫瑰花具有收斂作用，便祕者不適合飲用。

粉玫瑰茶

材料：粉玫瑰5朵、去核紅棗2枚

做法：用攝氏80度的水泡製（水溫不宜過高，會破壞維生素C）。

飲用：每日2杯

TIPS：飲用1個月，膚色就白皙透澈。玫瑰和紅棗中的維生素C含量比檸檬還高，而維生素C又是水溶性維生素，功效更佳。餐後飲用可以去脂，適合減重。

白玫瑰茶

材料：白蘞6克、玫瑰花3朵、紅棗5顆

做法：混合後用沸水沖泡15分鐘即可。

飲用：代茶飲用

功效：解毒散瘀，美化肌膚，適用於臉部有黑斑、雀斑、痤瘡、疙瘩者。

金銀玫瑰茶

材料：金銀花1克、玫瑰花3朵、麥門冬2克、山楂2克

做法：混合後用沸水沖泡15分鐘即可。

飲用：代茶飲用

功效：理氣解鬱，滋陰清熱。適用於肝鬱虛火上升，臉色枯黃，皮膚乾燥者。

丹蔘杞玫瑰茶

材料：丹蔘3克、枸杞子6粒、葡萄乾6粒、玫瑰花2朵

做法：混合後用沸水沖泡10分鐘即可。

飲用：代茶飲用

功效：益氣活血，養陰安神，適用於心肌缺血，失眠健忘，臉色無光華者。

桂圓玫瑰茶

材料：桂圓5克、枸杞子5克、玫瑰花2朵

做法：桂圓取肉，與枸杞子混合後用沸水沖泡10分鐘，放入玫瑰花即可。

飲用：代茶飲用

功效：養血滋陰，養顏潤膚，調節內分泌失調。

牛奶玫瑰茶

材料：玫瑰花6朵、枸杞子6粒、葡萄乾3克、牛奶100毫升

做法：將玫瑰花、枸杞子、葡萄乾用沸水沖泡5分鐘後，取茶汁，加入牛奶調勻即可。

飲用：代茶飲用

功效：護肝健胃，養顏潤膚，增加皮膚的彈性。

玫瑰烏梅去脂茶

材料：玫瑰花10朵、烏梅3顆

做法：將玫瑰花和烏梅混合後用沸水沖泡8分鐘即可。

飲用：代茶飲用

功效：促進食慾，潤腸通便，降低血脂肪。

TIPS：此茶喝多恐有腹瀉的後遺症，腸胃不好的人請酌量飲用。

玫瑰桑精茶

材料：玫瑰花2朵、桑椹子1克、麥門冬1克、黃精1克、枸杞子10粒

做法：將材料混合後用沸水沖泡5分鐘即可。
飲用：代茶飲用
功效：疏肝明目，補腎固精，調經養顏，較適用於肝腎兩虧、月經不調者。

紅番茄玫瑰茶

材料：紅番茄1個、嫩黃瓜1條、新鮮玫瑰花瓣12瓣、檸檬汁和蜂蜜各適量
做法：紅番茄去皮去籽，黃瓜洗淨，與玫瑰花瓣放在一起碾碎過濾，加入檸檬汁和蜂蜜調勻即可。
飲用：代茶飲用
功效：促進皮膚的新陳代謝，色素減退，皮膚細膩白嫩。

木瓜玫瑰茶

材料：熟木瓜300克、鮮奶1瓶、玫瑰花3朵、白砂糖適量、薑汁數滴
做法：將木瓜去皮去核，切細塊，然後放入果汁攪拌機中，榨成汁倒出，再加入鮮奶、玫瑰花、白砂糖、薑汁即可。
功效：增加皮膚的彈性，平衡皮膚的酸鹼度，防止皺紋，養陰潤肺此外，在此推薦製作玫瑰花糖，隨時可取用，泡熱開水飲用。

浮小麥

浮小麥用於自汗，盜汗。浮小麥甘涼，能斂虛汗，並有益氣、養心、除熱作用。凡陽虛自汗，陰虛盜汗者，均可應用。可單用炒焦研末，米湯調服。治自汗者，可與黃耆、煅牡蠣、麻黃根等同用，如牡蠣散；治盜汗者，可與五味子、麥冬、地骨皮等搭配，以養陰斂汗。用於骨蒸勞熱，具有益氣陰及除熱作用，可用於陰虛發熱，骨蒸勞熱等，常與玄參、麥冬、生地、地骨皮等同用，以養陰清熱，斂汗除蒸。

中藥材分淮小麥、浮小麥兩種。浮小麥即淘洗時輕浮癟瘦的麥粒。小麥具有養心神、斂虛汗、治心慌、自汗、盜汗等功效。小麥主要含澱粉、蛋白質、糖類、糊精、脂肪、卵磷脂、尿膽素、精氨酸、維生素B等成分。

功效和藥效：

A.婦人悲傷欲哭，神經性心悸，怔忡不安，失眠：浮小麥15至30克，甘草9克，大棗4至6個，水煎服。

B.心慌，自汗，盜汗：浮小麥30克，茯苓、麥冬各9克，水煎服。浮小麥、糯稻根各30克，碧桃乾9克，水煎，一日分2次服。

菊花

菊花不僅是中國十大名花之一，而且也是中國傳統的常用中藥材之一。其味甘苦，性微寒，可以散風清熱、清肝明目、消炎解毒。對口乾、火旺、目澀，或者因爲風、寒、濕引起的肢體疼痛、麻木等疾病都有一定的療效。菊花主要可以防止感冒風熱、頭痛、耳鳴、眩暈等症狀。

菊花茶的功效與作用：

A. 菊花可以清肝明目。菊花茶加入蜂蜜或者枸杞，能產生疏肝解鬱的作用，而且對眼睛和肝臟有調理的作用。

B. 菊花可緩解眼疲勞。菊花具有清肝明目的效果，用菊花泡茶，可以緩解眼睛疲勞，對視力模糊有很好的療效。平常堅持泡菊花茶喝，每天3至4杯，就可以幫助恢復視力。

C. 菊花可以消除浮腫，但在夜間睡覺前喝太多水，導致第二天起床會眼睛浮腫。此時可以用棉花蘸上菊花茶的茶葉，敷在眼睛的四周，可以快速消除浮腫。

D. 菊花可以放鬆神經。尤其是電腦、手機族，經常對著電腦、手機，大腦和眼睛都處於超負荷的狀況，而喝菊花茶可以提神醒腦，也具有一定的放鬆神經。

E. 其他功效，菊花可以降血壓、消除癌細胞、擴張冠狀動脈、抑菌。經常飲用可以增強鈣質，調節心肌功能，降低膽固醇。同時可以應對肝火旺、用眼過度、咽喉腫痛、瘡瘍毒等症狀。

菊花茶的副作用

因爲菊花茶屬於寒性植物。含有多種營養物質，可以抗菌、抗病毒、解熱、抗衰老。用菊花茶泡茶，並不適合長期飲用，一般飲用3至5天就可以了。如果體質偏寒，不妨在泡菊花的時候放入少許枸杞，而脾胃虛寒的人儘量少喝。而陽虛體質的人，也不能一味地透過喝菊花茶以爲可以清熱降火，這樣容易損傷正氣，越喝越虛。

如何挑選菊花

很多人購買菊花的時候，都會選擇花朵潔白而大的。但其實應該選擇小而且顏色泛黃的菊花更好。另外，挑選菊花時最好還是看到花蕚偏綠色的菊花，可以看出菊花剛開的時候就摘下來了。同時，在買菊花的時候，先用手摸一下，鬆軟的並且順滑的菊花品質比較好。

如何泡菊花茶

搭配菊花茶，用透明的玻璃杯，不但看得到菊花散開，還可以看到茶色。每次泡菊花茶，可以放上4至5朵，用沸水沖泡2至3分鐘即可，等水七八分熱的時候，可以看到茶水逐漸變成了微黃色，每次喝的時候，不要一次性喝完，要留下三分之一杯的茶水，繼續加入新茶水，泡上一會，然後再喝。由於菊花性涼，體虛、脾虛、胃寒病者、容易腹瀉者不要喝菊花茶，另外，患有糖尿病或血糖偏高的人喝菊花茶時不要隨意加糖，最好不加，單喝菊花。建議不知道自己體質的人喝菊花茶時不要加冰糖，以免造成身體不適的後果。

蓮子心

蓮子心能降低血壓，有降火清熱、強心的療效。對於心火鬱積所導致的煩躁有調理作用，消煩躁，降心火，使睡眠安穩。此外，還可以安神，鎮靜，清心，去煩，利尿，能和血氣除去濕、驅風、消暑、解醒；尿酸過高、血壓高、憂鬱、胃酸過多，以及對茶葉、咖啡因不適合者，特別適合。

蓮子心茶

味苦，性寒。清熱，瀉心火，降血壓。含生物鹼、木犀草甙，金絲桃甙及蘆丁。有降壓作用和一定的強心作用。

用途：用於熱病，心煩神昏；暑熱煩渴；高血壓，煩熱失眠

用法：泡茶，煎湯

材料：蓮子心兩克。開水沖泡，代茶飲用

功效：清心降火，適用於高血壓病，頭脹，心悸，失眠，尿黃，舌尖紅等。

決明子

決明子具有豐富的維生素C與礦物質，適度地喝些決明子茶，可以淨化酸性的血液，促進血液循環，增進腸胃的緩和蠕動，有益於排便。而「草決明茶」更不只有這些功效。根據《本草綱目》記載，決明子又名「人體清道夫」，屬性溫和，含有黏液質、蛋白質、脂肪油、大黃酸、大黃素，還含有維生素A、胡蘿蔔素，男女老少都適合飲用，具有洩肝火、退大腸火的功效，能促進腸胃道消化、清除宿便，排除人體內所積存的毒素，因此有人認爲它具有減輕體重的效果。明目、解毒亦是決明子主要的功效。莊博士特別推薦喝決明子茶，當成每日的飲品，對健康非常好。

長期坐著閱讀的人或電腦、手機愛用者；容易產生疲倦感的人；工作時缺乏伸展運動機會，而肌肉容易疼痛的人；眼睛疲勞、腦神經緊繃的人；頸部和肩胛骨常酸痛緊繃的人；腹部有脹氣、或是在發育期時青春痘長滿臉的人，多喝草決明茶對於以上症狀的緩解，都有很大的幫助。

明目通便草決明茶

功效：決明子，味苦帶甘，性微寒，一般習稱「草決明」。具有清肝明目、利尿通便及降血壓血脂的功用。適用於風熱所致的目赤腫痛、怕光、結膜炎、

青光眼、白內障、高血壓頭痛、肝炎、肝硬化腹水及慢性或習慣性便祕等症狀。

材料：決明子2大匙、水2000CC

做法：A.先煮開2000CC的水，水滾後加入決明子，以小火約煮5分鐘。

B.熄火後，將決明子過濾，即可熱飲或冷飲。

Tips：可以加入一些菊花，和決明子一起煮開，但不必和決明子一起過濾掉，直接和茶一起飲用。另外簡易的做法是，將決明子放到茶袋裡，直接沖泡熱水喝，不必加糖，它的顏色偏褐色是自然現象。

莊淑旂博士調理身心食譜

莊博士時常提到，只要改變我們的飲食習慣和內容，儘量以清淡、少量多餐的方式去執行，都可以幫助緩解經前症候群的不適。她建議適當攝取促進腸胃蠕動的食物，來降低腹部的壓迫感。

油豆腐什錦菜包

份量：４人份

材料：油豆腐皮4片、瓠瓜120公分、蘿蔔乾20公克、豬肉薄片酌量、木耳少許、海帶煮的高湯2杯、冰糖少許、海鹽少許

做法：A.先將油豆腐皮對角切一半，拉開成2個三角形油豆腐袋。所有油豆腐皮都切好後，進行開水燙過備用。

B.乾瓠瓜泡軟切成8段；蘿蔔乾用水洗乾淨，切成2到3公分長條狀備用。

C.豬肉切絲；木耳泡軟後洗乾淨去蒂切絲備用。

D.把蘿蔔乾、豬肉、木耳放在鍋裡，加入1杯海帶高湯、少許海鹽，煮軟，取出備用。

打開油豆腐袋，放入所有的材料，再以瓠絲把袋口紮緊。油豆腐包放入鍋

裡，加進海帶高湯1杯，再加少許海鹽，以文火煮到入味為止。

生蠔豆腐湯

材料：生蠔150公克、豆腐1塊、香菇2朵、菠菜少許、太白粉少許、薑少許、米酒少許、海鹽少許

做法：A.把生蠔放入網裡，以鹽水沖洗乾淨，瀝乾水分，再倒入碗裡，加入少許的海鹽、米酒，約過10分鐘後，將會入味。

B.香菇泡軟切絲；菠菜洗乾淨，切成3到4公分，先以開水燙過。

C.豆腐切成小丁，備用。

D.在鍋裡加水，放入香菇，再以大火煮沸後改成中火，把生蠔沾太白粉，一個一個放入鍋裡，待生蠔都入了鍋，再放入豆腐。

E.最後，放入少許海鹽，起鍋前放入菠菜段，即可趁熱食用。

油炸荸薺肉丸子

材料：豬絞肉250公克、去皮荸薺8個、竹筍1支、蛋白1個、青菜少許、太白粉酌量、海鹽少許

做法：A.荸薺去皮、洗乾淨、剁碎；竹筍煮熟後切細丁備用。

B.豬肉、荸薺、竹筍加入蛋白、少許海鹽、太白粉酌量，放入大碗公攪拌，然後分成8等份，做成丸狀，放進油鍋裡炸熟。

C.把炸好的丸子放進盤子裡，可以用少許的青菜裝飾，然後上桌食用。

怎麼越動越漂亮？

平常運動可以讓我們健康，運動可以幫助我們的大腦分泌血清素，緩和情緒，解除壓力，讓我們身心輕鬆，越動越美麗，所以運動可以協助緩解經前症候群。經前症候群發生在月經來之前約7到10天，經期過後症狀即會消失，台灣約有80％的女性有經前症候群困擾，主要原因與女性月經來前，體內荷爾蒙變化息息相關，大多數的人在生理上會有偏頭痛、乳房脹痛、水腫、容易疲累等症狀，其中6到15％的人心理上還有情緒起伏不定、容易暴躁生氣、對周遭的人事物忍耐力變低等，雖然目前沒有研究指出有經前症候群的女性，可能罹患其他疾病的報告，不過症狀很嚴重的人，還是要就醫評估是否有其他疾病影響，例如經前情緒異常低落者，就必須注意是否可能潛藏早期憂鬱症的問題，建議需要就診請教醫師比較好。

❶ 偏頭痛多休息：有經前偏頭痛症狀，建議應多休息並暫停喝含有咖啡因飲品，減少腦部中樞神經刺激，也可泡熱水澡紓緩。

❷ 風池穴增循環：風池穴的位置在後頸髮際兩側凹陷處。以拇指按壓風池穴，每次3到5秒，反覆按壓4到5次，可以治療頭痛、增加頭部血液循環。

❸ 膻中穴解乳痛：膻中穴的位置在兩乳頭連線中心點。以食指按壓膻中穴，每次3到5秒，反覆按壓4到5次，可以疏肝理氣舒緩乳痛。

❹ 情緒起伏不定：經前情緒起伏大，可以到戶外做適度的運動，例如騎腳踏車，接觸大自然、吸收芬多精，有助於釋放負面的情緒。

❺ 內關穴緩胸悶：內關穴的位置在手腕橫紋中央往上3橫指處。可以食指按壓，每次3到5秒，反覆按壓4到5次，可以舒緩胸悶、憂鬱。

莊淑旂博士的調經聖經

莊淑旂博士希望女性朋友經常做些緩解經前症候群的和緩運動，有助於我們和「好朋友」相處，另外可以在家裡做些小運動，遵行日常生活保健原則、調理階段的美麗守則，再加上前面介紹的調經三招，這就是莊博士調經聖經的精髓。

可在家裡進行的小運動

準備一個軟墊，然後平躺，彎曲膝蓋，讓大腿和小腿呈90度的角度，再將抱枕夾在兩腿之間大約5到10分鐘，配上一些輕音樂，讓我們的身心都達到全面放鬆的境界，如此不僅可以放鬆我們的腹部，而且在心靈上充分得到安撫。

準備一個軟墊，把身體呈現一個大字型，平躺。將您的右腿拉向左側，而且只能動下半身。做完後再換邊做，這樣反覆做4個回合。

準備一個軟墊，平躺在上面，兩隻手抱膝，往腹部的方向貼近。

在做這些小運動時，如果有感到疲勞或吃力，就請您不要逞強，先停止，然後好好地休息，不要增加身體的負擔。

日常生活保健原則

瞭解身心的變化

我們應瞭解月經週期的相關醫學知識、身體構造與生理反應，就能明白可能的變化，才不會困惑或害怕，這樣就能克服經前症候群的不舒服症狀了。

放下壓力的束縛

根據研究，女性在月經前會產生莫名的心理壓力，特別是內向的女性朋友，在家庭、工作、感情、同輩之間面臨問題時，時常找不到宣洩的方向和出口，以致於出現經前症候群。如果學會放鬆且嘗試向別人傾吐或分攤自己的壓力和情緒，並得到家人或親朋好友的安慰與關懷，壓力問題會迎刃而解。

營造舒服的環境

自己在家裡可以隨心所欲布置喜歡喜悅的環境，聆聽想聽的音樂，製造一個舒服的居家環境，來紓緩經前的不舒服和不安定的狀態。

光線療法

莊淑旂博士建議大家可以把家裡的燈管換成太陽光燈管，每天在燈光下照射約30分鐘的時間，這樣也可以紓緩經前症候群的症狀。

洗澡

如果會感覺到焦慮、不安、出現便祕或腰痛的狀態，可以進行「溫腎浴」。溫腎浴就是小腹、肚臍以下部位泡熱水，實施坐浴；也可以加米酒與老薑，效果會更好。並且，刷洗腳趾頭、腳側、腳背、腳後跟小腿內外側。泡熱水澡不但可以促進我們的血液循環，還可以放鬆我們的肌肉，紓緩情緒，對於改善頭痛、肌肉痠痛、失眠、不安等症狀都有很好的效果。

調整自己的工作量

如果平常自己的工作量很大，建議您不如把工作量降低一些，和同事商量一下，協助自己把工作量減少一些，這樣可以紓緩經前不適的狀況，可以試一試。

睡眠自主

經前有時候會睡不著。建議您不要強迫自己入眠，可以起床做些小活動，等待隔日再補眠，如此可以釋放憂慮、煩惱。

調理階段的美麗守則

調理階段正值黃體後期，黃體素的分泌達到高峰後會逐漸下滑，新陳代謝的速率慢慢趨緩，胃口會大開，雙腳開始呈現輕微的浮腫，減重的效果會產生停滯的狀態，因此需要控制熱量的攝取，千萬不要過於急躁，即使效果變慢，也是需要有條有理，逐步去做，避免造成身體的負荷產生不舒服的情形。

要留意護膚防曬

調理階段要留意護膚，建議如下：

加強防曬

調理階段因爲皮脂分泌旺盛，不但容易使過多的皮脂阻塞毛孔，還會形成黑色素，產生黑斑。所以從事戶外活動前，要提醒自己擦上具有美白效果的保養品或防曬乳，避免肌膚受到紫外線的影響產生皺紋或斑點，即便在秋冬的季節，也是要做好防曬的紮實步驟。

做好清潔工作

因爲皮脂的分泌量增加，容易藏汙納垢，讓灰塵阻塞了我們的毛細孔，使毛孔變得又粗又大，因此我們要徹底做好清潔的工作，使用低刺激性的清潔用品，避免對肌膚造成負擔或刺激。

強化滋潤

由於肌膚呈現外油內乾的現象，因此在清潔後需要補充平衡油脂，具有保濕成分的保養品或者敷面膜等，都有幫助我們防治皮膚乾燥、過敏的功能。請注意選擇適合自己膚質的面霜或乳液，才能達到好的效果。

淡妝維持好臉色

有化妝習慣的女性朋友，在化妝前於臉部T字部位塗抹控油乳液，避免油脂分泌太多，在妝底的部分可以挑選清爽型的粉底和亮色系的眼影，讓整個人神清氣爽起來。也可以隨身攜帶一些吸油面紙，方便我們隨時把臉上產生的油脂吸掉。

控制飲食熱量

進入黃體前期之後，黃體素的分泌會開始加速上升，雌激素的分泌開始下降。黃體素除了會讓女性的肌膚狀況變得比較敏感，還會影響我們的食慾，甚至沒有胃口進食，也有人會特別愛吃東西，所以會造成體重增加，尤其是接近黃體後期，身體的代謝能力越來越遲緩，又加上水分和鈉的滯留，全身會出現浮腫的狀態。

因為水腫，即使我們沒有設取高熱量的食物，但是減重卻不會有太大的效果，不過提醒大家還是要控制飲食熱量，多多運動，避免以前的努力白白浪費了。在飲食原則方面，有以下5點需要留意：

酌量控制熱量的攝取

在調理階段瘦身效果不是很好，但是我們還是要控制自己的熱量，避免失控，建議要溫和節食，不要過度要求，避免造成身體因爲缺乏熱量而變得冰涼，導致子宮收縮不良而影響月經的排出。

多食紅豆類食物

紅豆利水滲濕，可以消除生理期前的水腫，還具有瘦身補血的功效，因此多食紅豆類的食物對我們的身體是有幫助的。

飲用玫瑰花茶

溫和的玫瑰花茶可以調節生理機能、促進新陳代謝、舒緩經前乳房脹痛的不舒服；而且它的清香味道還可以緩和情緒。

時常吃香蕉

香蕉含鉀量高，有助於水分的代謝，排出多餘的鹽分，而且它的豐富食物纖維也讓人有飽足感。

少吃零食和油炸食物

莊淑旂博士時常提醒大家，少吃零食、甜點和油炸食物，避免吃了不營養的東西和脂肪，特別是儘量不要吃宵夜，增加我們腸胃的負擔。

第6卷

和「好朋友」好好過一天

怎麼改善體型？

女性一生中有「三次改變體質的良好機會」這個觀念，在莊淑旂博士的宣導下，已經在台灣女性朋友的腦海裡深深地烙印，許多的女性都知道，這三次分別是初潮期、懷孕養胎坐月子期和更年期，莊博士還稱之為「女人的三個春天」。如果，錯過了初潮期，距離更年期又很久的女性來說，難道失去了改善體質的機會了嗎？

幸好，莊博士又告訴我們，女性要擁有永久的青春美麗，也有三個機會，這三個機會是：生理期間的護理、產後與流產後的保養，與更年期的對策。

莊博士認為，重視生理，小心生理前後的護理，將來就能輕易的分娩，也就能順利地度過更年期。換言之，每個月光臨一次的好朋友（生理期），正是您可以改善體質的好時機！

生理期保養好，一方面可以為您帶來精神洋溢、神采飛揚，另一方面又可減除多年困擾您的頭痛和經痛症狀。可以說，整個人都活起來了！

莊博士常說生育是揚棄舊的廢物，生產新的物質。在懷孕10個月的時候，儲於母體內的東西，會在生育時隨著胎兒一起排出，所以在體內發生重新創造的作用，也就是說，母體內已產生大規模的新陳代謝。嬰兒會給母體帶來新的青春和體力，甚至能治療母體懷孕前的疾病。

而生育的調養更是不容忽視，倘若調養不足，將來極易發生包括癌症等慢性疾病。我們都有懷孕的經驗，也有坐月子的實戰經驗，而我坐月子的方式完全遵照外婆莊博士的指示，至今受益無窮，所以我希望以切身的感受與心得藉由這本書傳授給所有的女性朋友，讓大家擁有健康與美麗。

女人在生育後，腹部的肌肉會鬆弛，容易導致內臟下垂，這時候抵抗力也比較弱，因此疲勞不易恢復。

在排便的時候，不要只以肛門單獨用力，應該握緊拳頭，讓全腹部都用力氣，待便至肛門才打開肛門令便排出。完畢後，可以用濕茶葉或酒精局部擦拭，這是因爲要預防痔瘡的緣故。

「產後30天不能洗頭髮。」倘若太早洗頭髮，日後極易發生頭痛、頭風等。

以上一些禁忌的行爲外，外婆莊博士特別囑咐產後所需調養食物的各種菜式，例如要吃老薑、胡麻油炒豬肝、黑糖糯米、麻油雞酒等。但也有要注意的地方，例如產後1個月，盡量避免水和鹽，連生菜、水果、果汁、牛奶等水分多而冷的食物，都在禁食之列；除了水之外，如鹽、醬油、味噌等含鹽的調味料，也是被禁止食用的，而酸梅、檸檬、醋等酸味食物更是不能吃。

我做完月子，確實胖了不少，但不必害怕，我很快也恢復正常，只要坐月子方法正確，要想再恢復往日體型是不難的一件事。而且健康情況十分理想。在這裡，要感謝外婆和母親莊壽美老師細心的照顧，留給我們寶貴的經驗、養生的智慧以及健康的身體。

我們雖然接受的是西方式的教育，但是從未排斥中國式的坐月子方法，這些都是老祖宗的方法經歷萬生萬代的健康知識，如今我們以身試法，從其中獲得強身保命的好處。希望全天下的女性朋友，都能好好的學習與實際的享用，相信健康、美麗與長壽都是很容易獲得的事。

於此，我呼籲女性朋友，結婚之前就應有萬全的準備，首先要進行瞭解雙方家族的情況，例如每個人的生活方式、飲食的傾向等。再來就是飲食生活的細節，根據不同的體型，掌握哪些東西能吃與不能吃，充分養好健康的身體。爲了幫助大家擁有一個幸福的婚姻生活，奉勸各位早上醒來，量完基礎體溫後，在基礎體溫表的備註欄要記下自己的身體狀況，如此便可把握自己的身心狀態，以便做更進一步的瞭解。雙親的健康和精神狀態都會影響到胎兒，所以受孕的時機相當重要，在身心健康和諧的情況下才能孕育出一個健康長壽的孩子。

在珍惜坐月子的傳統智慧中，正確實行產婦的保養方法，除了擁有容光煥發，光澤富彈性的皮膚外，更能保有健康的財富，這正是外婆莊淑旂博士和母親莊壽美老師時時教導我的地方。這本書是我們家族行之有年的祖傳祕方，今天，我願意披露出來，無非就是希望將之發揚光大，永遠流傳給下一代，盼望大家能夠感受到我的熱誠與真心。

這一次，我在外婆莊博士生前的指導下出版這本書，除了興奮之餘，也是一份榮幸，我也期望能不停的創作，將更多從外婆與母親那裡學習來的經驗，還有無數親朋好友親身體驗的寶貴保健知識，繼續不斷努力地整理出來，與大家分享。

早上運動、吃好、悠閒樣樣來

清晨，是女性最緊張的時刻，起床、刷牙、化妝、準備早餐、整理家務，做媽媽的還要送小孩、老公出門上學、上班，每天早上都好像是一場戰爭似的。

但是，如果有一套清晨作業SOP制度，相信女性朋友會得心應手，不會慌亂，莊淑旂博士教您可以這樣做，而且是健康的做，健康的回報給自己：1.首先張開眼睛。2.量體溫。3.做預防感冒呼吸法。4.起床。5.上洗手間通便。6.開窗整理家務。7.準備早餐。8.洗臉。9.換衣服。10.散步、做防癌宇宙操（請參閱莊壽美老師電子書《莊老師的防癌宇宙操》上、下冊，莊壽美出版社出版，2015年）。11.沖澡。12.擦乾身體。13.平躺5到10分鐘。14.喝半杯室溫啤酒。15.吃早餐。16.看新聞。17.看當日的工作行程表。

消除便祕的正確排便法

爲什麼女性大都有便祕的現象呢？早上忙碌於準備而沒有時間上廁所，甚至無法專心於排便，久而久之就養成早上沒有時間排便的習慣了。莊博士特別告誡我們排便是一天健康的體溫計，從排出的大便顏色、形狀、臭味可以看出我們健康與否，所以她很重視早上要有固定的時間排便，現在是她教我們如何排便的方法，介紹如下：

❶ 姿勢坐好，拇指在掌中心緊握著拳頭。

❷閉著眼睛，肛門先要縮緊。

❸腹部用力，待排泄物移到肛門口時，才放鬆肛門使其完全排泄。

❹即使要花2至3分鐘也要寧靜、專注排便。

莊博士特別請有便祕的人開始學做以上排便的方式，不一定一次做到，逐漸練習1週以後，身體的律動就逐漸會甦醒過來，排便順暢是可以預期的，不過也有禁忌，在廁所內不能放置報紙、雜誌或手機，避免因爲閱讀而分心。

做防癌宇宙操

外婆莊博士和母親莊壽美老師研發的簡易伸展運動可以幫助我們拉開筋骨、伸展肌肉、消除疲勞等功效，每天只需花費10到20分鐘的時間，不挑場地，早上有戶外散步的人最好選擇在一大片的草地上來做，赤腳踏在大地上，做起來的效果更好。

❶脫掉鞋、襪，雙腳併攏，膝蓋挺直，大腿內側用力，提肛，縮小腹，挺胸，鬆肩，舌頂上顎，緊閉雙脣，咬緊牙根。

❷右腳向前踏出一步，左腳踮立、點地，重心往前，腰不動。

❸雙手虎口打開向前用力合掌伸直，比肩高45度，抬頭。

❹手臂向左右伸直張開V字型，由下往上，由前向後用力往後擺振8次後恢復立正姿勢，換腳重做，重心改換左腳。

❺與上同動作，但是雙手手心向下與外各伸直後張開成V字型同法擺振各8次。

❻一手平舉高於肩膀45度，並略後伸，頭儘量右轉而眼睛向指尖看，另一手繞向後背，上半身略後仰，用指尖由肩胛骨內側按摩而下，左右各8次。

❼用雙指尖由上順頸部、脊椎至尾椎骨部，按摩而下，左右手各按摩8次。

❽大拇指與四指間的虎口要用力打開，由腋下揉壓幾下，再由腋下壓按到腰部，左右各8次。

早餐要吃得好

莊博士教我們早餐要吃得好，應該吃肉、內臟、蛋和豆類，而且多吃一點也無妨，要養成早餐豐富、午餐適當、晚餐簡單的習慣。

吃早餐時，心情要愉悅，請慢慢地咀嚼，細細地吞食，早餐是一天活力的來源，應該優先考慮。

正確咀嚼的方法

吃飯的時候，重要的是心裡要想這一餐飯實在太好吃了，如果沒有「好吃、太好吃」的反應刺激，腦部就無法產生對唾液腺的刺激，

沒有唾液，就消化不良了，一開始就要使用眼睛和鼻子來體會好吃的感覺，這是

為了產生唾液的緣故。

正確的咀嚼方法如下：

❶一定要緊閉嘴脣，伸直人中（鼻與脣之間），用內齒左右互換的充分地咬，以手指摸摸看耳下腺是否有動搖即可知道。

❷咬食物時，唾液的分泌使消化器官有暢旺的活動力，促進胃液的分泌，而膽汁的分泌平衡，消化力自然順利，好好地咬東西、正確地慢慢吞食，人就會變得聰明漂亮。

悠閒看報

早餐後的10至15分鐘，建議您可以閱讀報紙，看電視新聞也可以，只要心情放輕鬆。

吃下去的早餐在完全消化後，再懷著愉快的心情去上班、上學，這樣一整天都會精神飽滿地去吸收知識，工作效果會很好。

中午按摩、吃飽、解勞通通做

我們在一天當中，只有午間頭腦最清晰，也是用腦最好的時刻，莊博士告訴我們如果在午餐前做耳部按摩與眼睛的指壓，可以暢通身體內的積氣，也可消除緊張和疲勞，然後再食用午餐，必能使午後精神百倍，創意不斷。

午餐飯前消除疲勞的按摩

在吃午餐前想消除緊張和疲勞，最簡單和最有效的方法就是做耳部按摩與眼睛的指壓。

耳朵的按摩

耳朵有108個穴道以上，全身疼痛的訊息都會反應在耳朵上，每人疼痛的部位不一樣，經常充分按摩耳部既可以消除疼痛處及神經的疲勞和精神的壓力，也可以暢通氣體，增進胃腸功能運作。

耳朵是各器官神經集中的地方，耳部按摩可以消除神經的疲勞與精神的壓力跟緊張，也可以暢通體內的脹氣，協助腸胃的蠕動，促進消化的功能。

按摩耳朵時，要舌頂上顎，緊閉雙唇與雙眼，努力咬著牙關來做，如196頁耳部按摩圖內的A耳垂、B耳上側、C中央邊緣部分，用拇指、食指，中指把各部位依捏、揉、拉的順序重覆按摩。

做的時候，要注意兩肘必須抬平與肩同高，才會有好效果。

❶將A部位用力捏後，再將整個耳垂及耳內相關部位，適力反覆壓揉，然後使力向上拉，直到蓋住耳穴爲止。另以拇指壓揉耳下穴道。

❷同樣將B部位用力壓捏後，再適力壓揉數次，特別是耳內的凹槽部份更需揉到，然後用力向下拉，直到蓋住耳穴爲止，另以拇指壓揉耳上穴道。

❸繼將C部位同樣用力捏，再輕揉數次，也需連耳內部要揉到，然後用力向內拉，直到蓋住耳穴爲止，並以拇指壓揉耳後根正中。

❹先用中指上下按摩耳根前後，再加食指共同按摩前後方耳根，充分刺激整個耳朵。

❺最後用手掌將整個耳朵向前壓倒，蓋住耳穴，使聽不到外界的聲音爲止，前後各旋轉按摩六次。接著閉起眼睛，深吸一口氣後，很快將兩手放開並同時深深吐氣且張開眼睛，此時會有神清氣爽的感覺。

如果每天三餐前，上午10時、下午3時及睡前各做一次耳部按摩，不僅可以使腦筋靈活，消除緊張、疲勞及痠痛，而且還可以預防老人癡呆症，真是一舉數得。

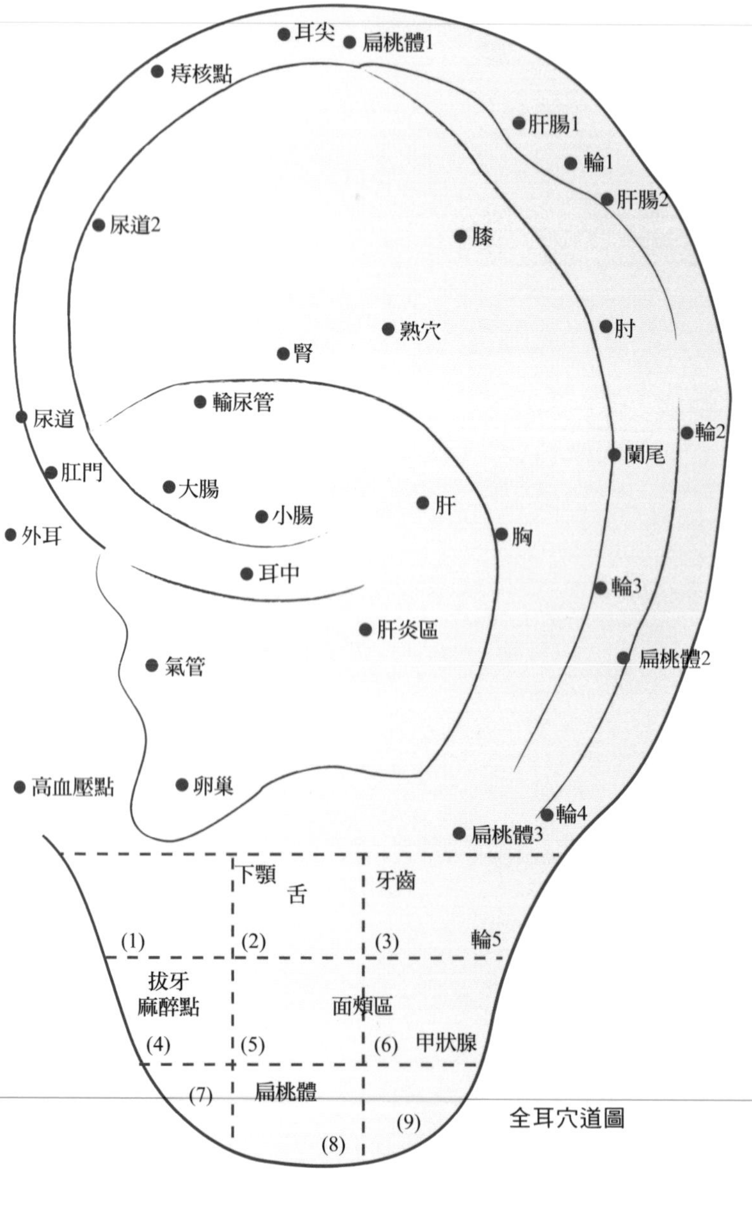
耳尖
扁桃體1
痔核點
肝腸1
輪1
肝腸2
尿道2
膝
熟穴
肘
腎
輪尿管
尿道
輪2
闌尾
肛門
大腸
肝
小腸
外耳
胸
耳中
輪3
肝炎區
扁桃體2
氣管
高血壓點
卵巢
輪4
扁桃體3
下顎
舌
牙齒
(1)
(2)
(3)
輪5
拔牙
麻醉點
面頰區
(4)
(5)
(6)
甲狀腺
(7)
扁桃體
(9)
(8)

全耳穴道圖

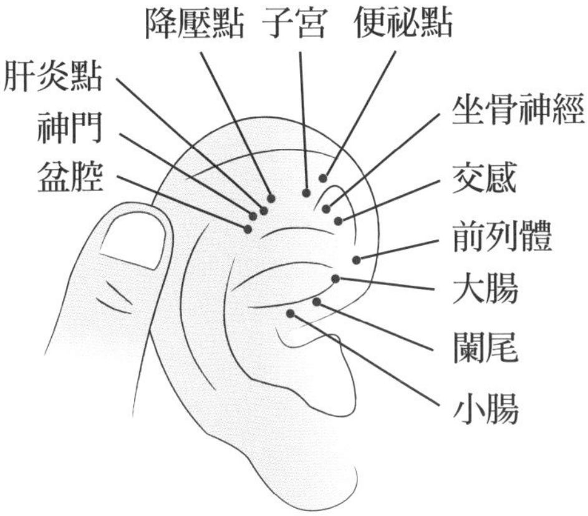

三角窩穴位

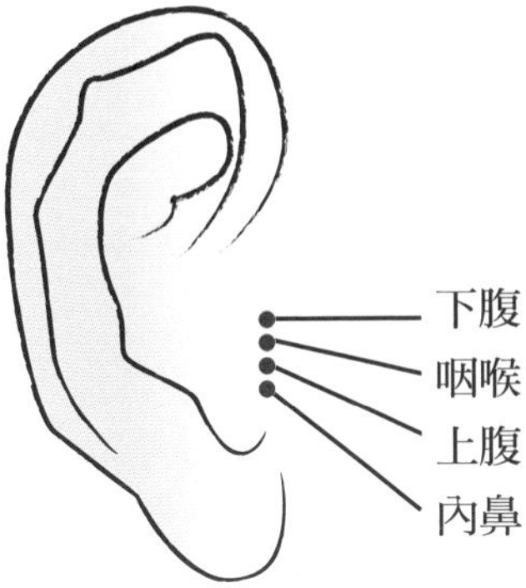

耳屏穴位

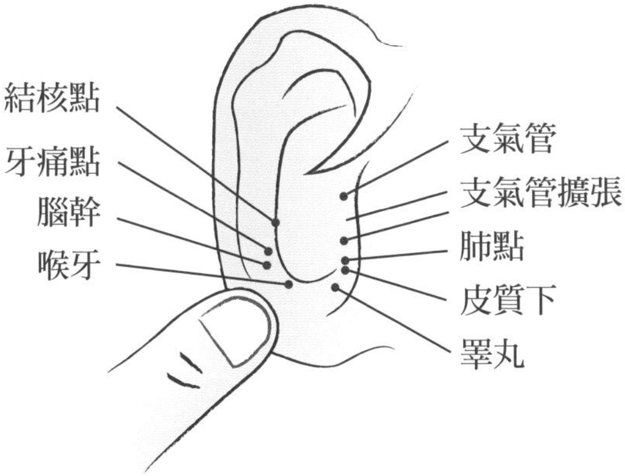

對耳屏穴位圖

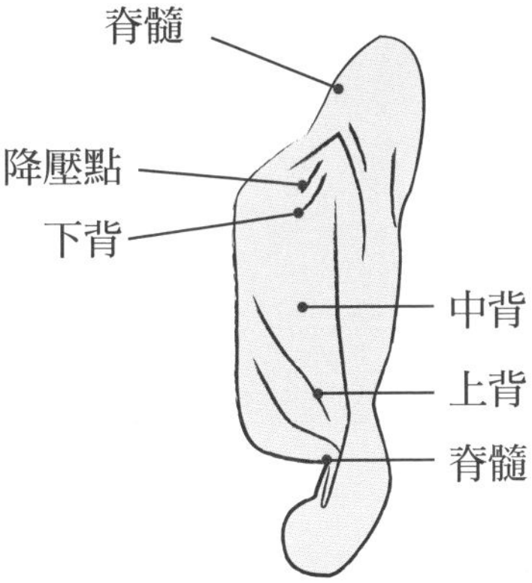

耳背穴位

耳部按摩圖

在消除神經疲勞與舒解心理壓力之餘更可暢通氣體，增強胃腸的功能。

按圖A耳垂、B耳上側、C中央邊緣部分，以拇指、食指指腹分別做壓、揉、拉的動作，拉完後，再以拇指壓耳垂、耳尖上、耳中後的凹處。

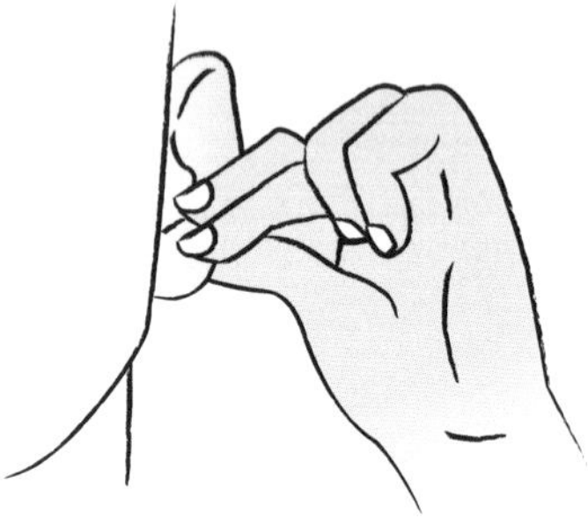

圖一

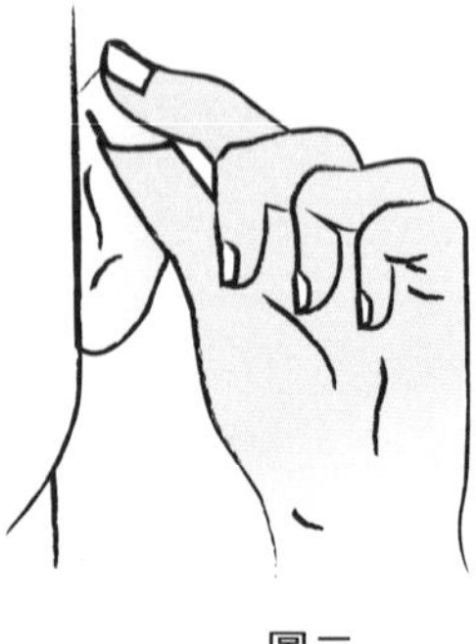

圖二

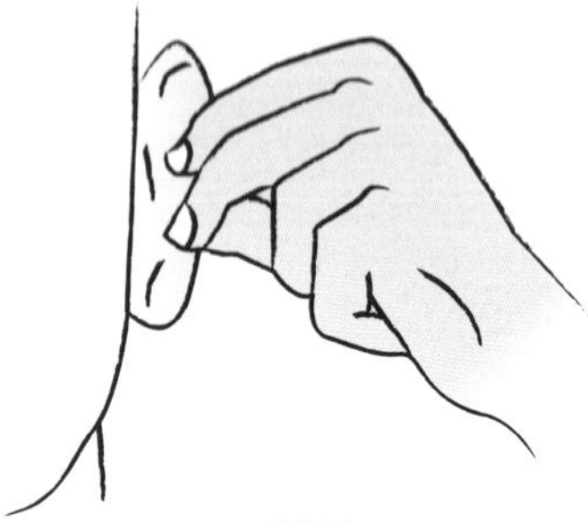

圖三

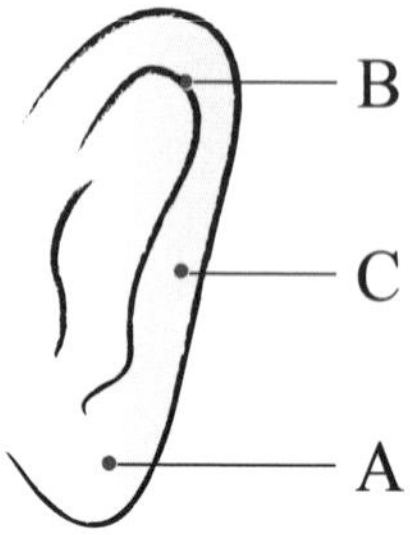

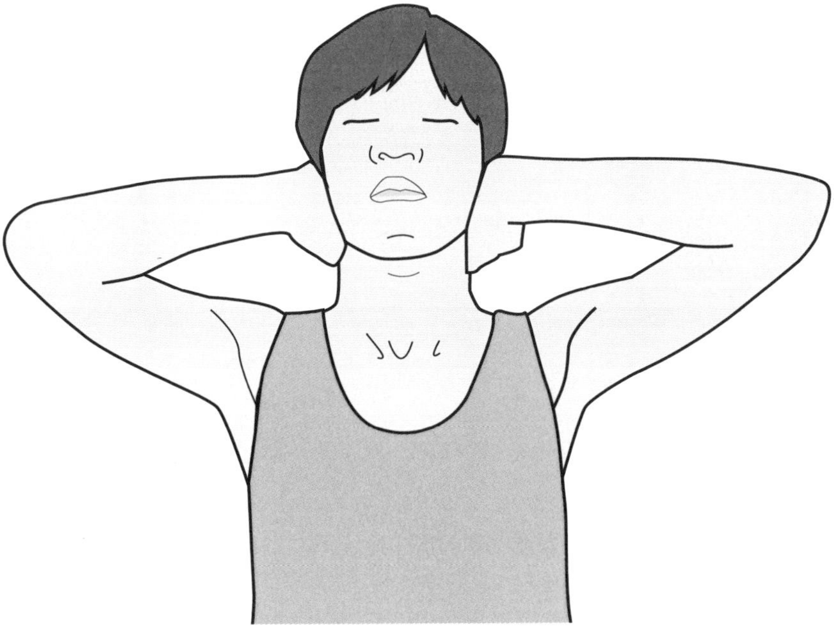

須挺胸、抬頭、收小腹、咬牙，且兩
手肘須抬平並比肩

眼睛的按摩

眼睛的按摩對於長時間伏案用功的學生、上班族以及愛看電視的朋友非常有幫助。由於眼睛疲勞會造成肩膀痠痛僵硬，所以伏案或專注某一目標一段時間後，最好對疲倦的雙眼指壓一下，能消除壓力鬆弛精神，並可幫助眼睛休息，迅速恢復疲勞，請參見眼睛指壓圖。

❶ 首先閉上眼睛，張開雙肘，將雙手中指從鼻樑由下往上推放到額中間的髮際。

❷ 眉頭下凹處，用力壓、揉，但不能壓到眼珠。

❸ 兩中指仍維持往下壓在髮際，拇指漸向兩側按壓，直到眼尾上方。

進行眼睛指壓以躺臥最爲理想，如果不方便，也可以坐在椅子上進行。壓揉眼睛時須咬緊牙根，收縮下巴，頸後要用力。如果眼睛疲勞，壓起來會有痛覺，但仍要繼續指壓，直到不痛爲止，才有效果。

眼睛的按摩

莊博士親自示範眼睛的按摩，如左。這個按摩對於讀書、用電腦和手機、看報後的眼睛疲勞深具功效。

❶ 中指順著鼻梁、額頭向上到髮際。

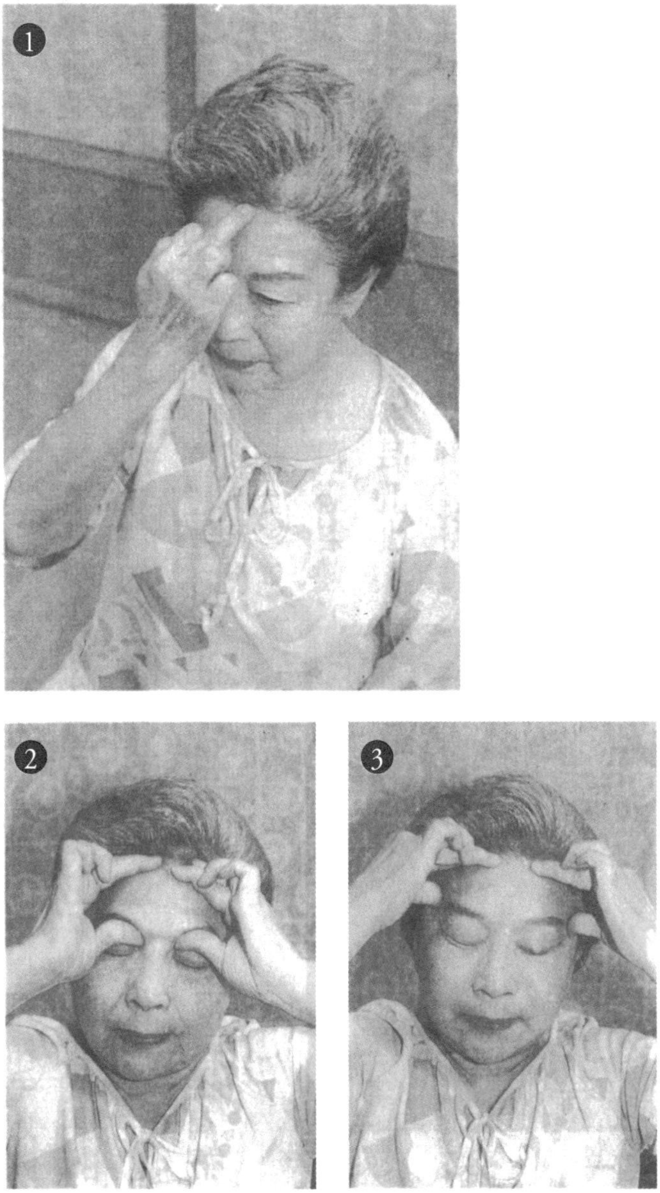

莊博士親自示範的眼睛指壓圖

❷中指壓按髮際的同時，拇指則按摩眼眉之間的凹處。
❸從眼頭到眼尾，沿著眼窩上下由裡往外按摩，直到痠痛感消失爲止。

疲勞造成的傷害

一般我們所稱的疲勞是指精神上的緊張和身體上的勞累，在漢方裡就是所謂的五勞。

1. 久行傷筋勞肝
2. 久視傷血勞心
3. 久坐傷肉勞脾
4. 久臥傷氣勞肺
5. 久立傷骨勞腎

五勞的意思是說疲勞有5種原因，包括久行、久視、久坐，久臥、久立。對於五勞的消除，莊博士告訴我們有一個食方效果很好，那就是吃豆類，豆類有各種顏色，每種顏色都有其特色：

綠色的綠豆對肝臟好，可以消除久行的疲勞。

紅色的紅豆對心臟好，可以消除久視的疲勞。

黃色的黃豆對脾臟好，可以消除久坐的疲勞。

白色的白豆對肺臟和腸胃好，可以消除久臥的疲勞。

黑色的黑豆對腎臟好，可以消除久立的疲勞。

一般說來，人的五臟六腑與食物的顏色、味道有密切的關係。
肝臟：綠、酸的食物，例如綠豆、青菜加些酸醋，對肝臟有好處。
心臟：紅、苦的食物，例如紅豆、苦瓜，對心臟有好處。
脾臟：黃、甜的食物，例如黃豆、黃色蔬菜煮成甜的，對脾臟有好處。
肺臟：白、辛辣的食物，例如白豆、白蘿蔔、白菜加一些辣椒，對脾臟有好處。
腎臟：黑、鹹的食物，例如黑豆、黑色的海藻，加一點點的海鹽，對腎臟有好處。

不會導致疲勞的三段式坐姿

外婆莊博士和我的母親莊壽美老師向來不穿襪子，除非冬天太冷才會穿棉襪。此外，在室內時，一定把窗戶都打開，保持空氣新鮮暢通，因此我們的頭腦都很清晰，幾乎沒有頭痛過！想想看，我們在逛街逛累時，常常會就近找張椅子坐下來休息，使緊張的筋肉放鬆，所以如果感覺累了，就要坐下來，脫下鞋子，讓腳放鬆一下，順便呼吸新鮮空氣，使頭腦更加清晰！如果隨身帶一個高爾夫的小白球，讓腳掌踩住球，用腳滾動幾下，刺激腳部的穴道，腳的疲勞感在短時間內就能自然消除了！

三段式坐墊：讓人脊椎挺直，爲了保護脊椎，莊博士從來不坐軟沙發墊、床墊及睡過軟的床墊，她所設計推廣的「三段式坐墊」，讓後墊高些，時時保持脊椎挺直的姿勢。因此，雖然年紀日增，脊椎依然直挺挺。莊博士到了晚年，腰椎仍保持挺直，加上美麗的銀髮，看上去帶有高雅的氣質。

當然，我們也不睡軟床。雖然沒有睡軟床，仍然擁有很好的睡眠，幾乎是沾枕即睡！也因此讓我們覺得「失眠」是一件很不可思議的事。想遠離失眠，其實只要早睡早起、常做運動、飲食內容正確、作息正常、晚上吃少、喝少、整天身心保持愉快，就能輕鬆擁有一覺到天亮的優質睡眠。

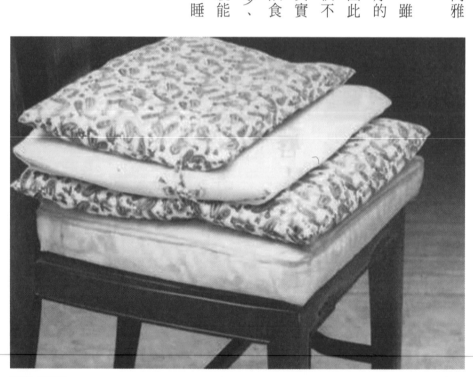

三段式坐墊

晚上洗澡、吃少、睡覺要做對

很多人誤以爲一天辛苦工作，到了晚上應該好好的犒賞自己，所以晚餐吃得特別好、特別多、事實上這樣反而對健康有害，因爲晚餐後就是會進入我們休息的時段，吃太多的食物到我們的腸胃，會造成腸胃的負擔，得到了反效果，因此莊淑旂博士提倡晚上吃得少，不吃更好，晚上7時過後就不要再進食了。

莊博士常說的一句話：「今天疲勞，今天消除。」如果今天的疲勞今天不消除，就會累積疲勞，造成身體的負擔，更容易形成體內器官長瘤致癌。爲了擁有一個健康的身體，每天快樂過生活，希望大家響應並且身體力行，不將疲勞留至明天。

如果您有飲酒、熬夜、吃宵夜的習慣，建議有計畫地戒除，否則失去的是寶貴的健康，得不償失。

莊博士也強調人體與生俱來即有自然的治癒能力，所以一日三餐攝取適合個人體型與症狀的餐食，生活作息正常，以及適當的運動，疲勞將會遠離而去。童子軍守則之一是「今日事，今日畢。」我們呼籲在自我健康管理上也要做到「今日疲勞，今日消除。」這一項守則，將一天累積的疲倦及壓力，藉由適當的按摩等，讓自己的健康保持良好的狀態，應是一項值得做的事，有了健康，才有財富、快樂，爲了您及您的親朋好友，請推廣這一個觀念。

運動，讓健康看得見

莊博士行醫數十年來，致力於食物和運動健康的研究，她看到日本、台灣富裕的社會而導致的生活壞習慣，十分痛心。

她也是從台灣勤勞創造財富時代一路走下來的，深知過去台灣因爲生活環境惡劣，每個人需要付出相當的勞力才能換取維生的食物，往往疲於奔命忽略了自己的健康，日積月累，積勞成疾。到了七〇、八〇年代，台灣社會富裕了，人們卻因爲生活太過優逸而生了富貴病，實在令她搖頭嘆氣。

爲了提升大家的健康品質，她經過觀察、診治的經驗，建議大家應多運動，視每個人的時間、體型、病症而安排，例如晨間散步、防癌宇宙操……，勤作簡單的小運動，注意生活細節，相信練就一身強健的體魄，自然能百病不侵。

莊博士曾經告訴她的病患：「其實我的抗病和抗癌等健康管理法，說穿了真是最簡單不過了，都是人們自己可以注意，而且很容易做到的，其目的只是使人的身心調和，讓全身的器官不老化、精神不低落，身心隨時都在喜樂中，自然就無病可生了！」

莊博士以她長久的中國傳統醫學的基礎，結合西方醫學的理論，獨創出一套自我健康管理與診斷方法。她注重的是「預防勝於治療」，更重要的是防癌，如果不幸罹癌，她的健康法也可以有效控制病情和減輕病痛，甚或「與癌共存」！

爲了大力推廣自我健康管理，莊博士在西元 1988 年返台定居，並成立「財團法人青峰社會福利基金會」（即現在的「財團法人莊淑旂基金會」），向大家介紹她的健康管理法與健康運動，在現今忙碌的工商時代，人人更加需要一套簡易便利的健康運動，每天做每天增加一份健康，讓健康永遠看得見。

不要讓自己先生病再治病

嚴格說來，任何人都應該爲自己的健康負責，換句話說，就是別讓自己生病，舉一般常例而言，有時上班忙於工作，學生熬夜苦讀、好吃不動，稍一疏忽，衣服穿少了，飯忘記吃了，懶得運動了，於是患了感冒，得了腸胃炎、體重過胖會喘氣……，然後再花錢去治療，莊博士形容這些現象是，大家拼命去「生病」，然後再忙著去「治病」，這種花錢花時間，吃力不討好的事情卻是層出不窮。

事實上，一些現代人的毛病是很容易解決的，只需做一做如拉拉耳朵、抓抓背等小運動，就可以把上班、上學、做家事的疲倦一掃而空。但是不要錯誤認知以爲忙碌了一天，只需回家沖個澡，然後上床睡個大頭覺就可消除疲勞。睡眠雖然是恢復體力的一種方法，可是並非可以完全消除疲倦，所以有時候我們一覺醒來，卻是一身腰痠背痛，就是這個緣故。

莊博士在日本曾經做過一項調查，她對罹患癌症又動過3次手術的患者做問卷調查，裡面調查的項目包括體型、症狀、性別、飲食及日常生活等，在3萬多名病患的回函中，發現癌症的病患大半是長期偏食，不良的生活習慣，沒有徹底消除當天的疲勞，於是導致身體的某一部份出現致癌的事實，實在令人惋惜。在每一次公開場合裡，莊博士都大聲呼籲「今天疲勞，今天消除」，每個人要看重自己的健康，在推廣她獨創的「中國式健康管理方法」時，她苦口婆心地言道，大家應當知道，人活在世間，要充分享受大自然所賜予我們的恩惠，當太陽升起時，我們應該起床，活動筋骨，讓身心活潑起來；太陽下山後，我們應該休息，讓一天的疲倦徹底消除。

不要吃飽馬上睡覺

一個不良的生活習慣，會使人容貌憔悴，二個、三個……更會使人加速蒼老，而且會招致疾病。

前面曾經談到，平常大家都有一個錯誤的想法，吃完午飯就要睡覺，而且睡眠時間多半在30分鐘以上。莊博士指正我們，當每個人吃飽飯後，正是胃開始忙碌的時候，它要藉著不停地蠕動來消化食物，但是大家往往在這個時候跑去睡午覺，阻礙了胃的運作，很容易造成消化不良與脹氣……等的疾病。

基於以上理由，我們特別呼籲大家切忌勿吃飽就睡，因爲這實在是犯了健康大忌，至少要讓食物消化2、3個小時才能入眠。

在這裡，特別爲大家介紹消除當天疲勞的按摩，效果非常好。容易染患感冒，肩胛骨和背有嚴重僵硬與疼痛者，不妨在睡前做做肩胛骨、背部、腋下按摩，請參見莊淑旂博士肩胛骨、背部、腋下按摩法。

莊博士肩胛骨、背部、腋下按摩

1肩胛骨按摩

一隻手側舉，略高於肩膀，手心向後，並略後伸，眼盡量向指尖看，另一隻手繞向後背上舉，手心朝後，上半身略後仰，以指尖用力按壓肩胛骨內側，並沿著骨骼指壓、搓揉按摩而下，左右各做8次。

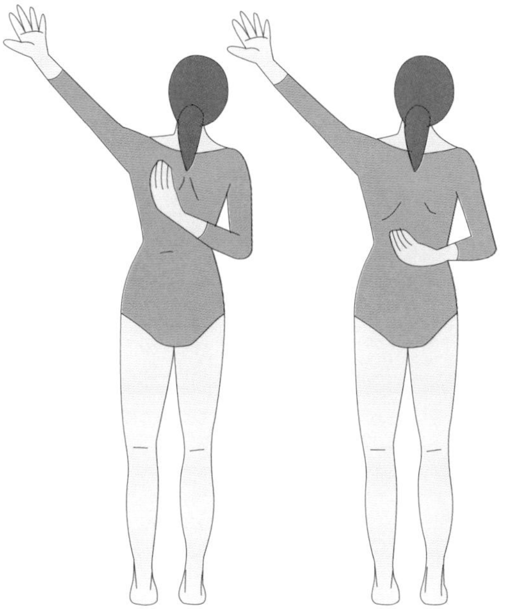

2 背部按摩

與1相同姿勢，由上順頸部，脊椎骨至尾骨部按摩而下，以左右手各做8次。

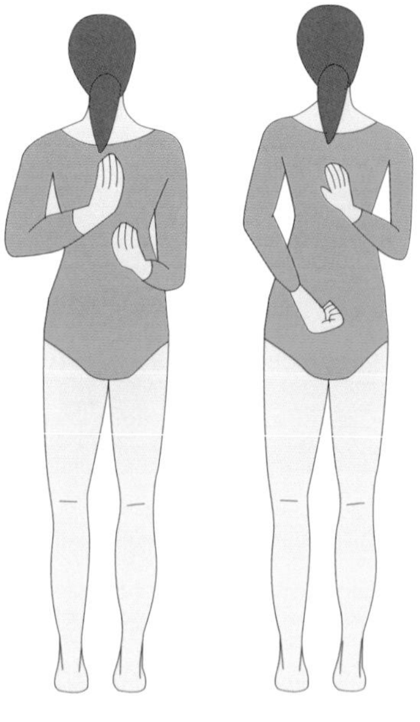

3 腋下按摩

雙腳並攏，收小腹，上半身略向後仰，大拇指在後半身，四指伸直在前半身，虎口要用力，揉壓幾下，再從腋下按摩到腰部，左右各做8次。

三段式沐浴，保青春除疲勞

每天用三段式沐浴、半浴或泡腳，以及在大小便後用水充分清洗排泄器官，這都是通用衛生準則，並且能激發生命能量。很多人總認爲沐浴只是清潔身體而已，但是按照莊博士的理論，沐浴是一種全身的運動，如果方法得當，除了清潔身體外，還可保青春除疲勞。

沐浴時的禁忌

❶ 不可吃太飽或是餓肚子。（如果晚餐前想洗澡，請先喝少許高湯或果菜汁，稍稍平躺休息後再入浴。）

❷ 飲酒過量又有高血壓的人，千萬不可立刻入浴，須用「三段式沐浴法」以避免腦出血。

沐浴前的腳部活動操

❶ 仰臥，兩腳伸直作轉圈動作，兩個小腿用布巾打結綁住，才不會散開，效果才會好！

❷ 腳跟合攏不動，腳尖做一上一下的動作，重複數次，越慢越好。

❸ 左右腳尖做外側轉二到三次，再內側轉2到3次，須用力且慢轉。

❹ 腳尖合攏，與腳跟一起抬高，再放下，此時腳部活動操完成。

❺ 腳部做完動作，換頭部轉圈，反覆動作2、3次。

❻ 準備進行三段式沐浴法。

三段式沐浴法

（米酒、薑、鹽適量放入）

❶雙腳放入已加入適量米酒、薑、鹽，且溫度適中的特殊熱浴水中，

❷先讓腳浸泡6分鐘，會感覺一股熱氣往上衝，全身的氣血循環，微微出汗。

❸水量高過膝蓋5公分，用雙腳腳跟的內側部位互相摩擦再互相撞擊，然後再以腳跟互踩腳趾尖，仰頭，頸靠缸，吹口哨，或輕聲唱歌，以放鬆心情。

❹坐入放在水中的小矮椅上，讓水淹過肚臍約3分鐘，上身最好披個浴巾，以免著涼。此時可以按摩眼睛、耳朵、髮際和頭部，對消除疲勞有很大的幫助。

❺全身坐入浴缸中，水淹至肩膀，浸泡約2分鐘，同時做腳底的按摩，並且輕聲唱歌，放鬆心情。

❻沐浴時，不可忽略腳板心，要常按摩它，也可用浮石按摩腳部更佳。

❼沐浴時間不宜過長，發汗的時候就要儘快離開浴缸。在床上鋪上大毛巾，躺在上面讓汗自然流出，等汗流完，用溫水沖洗並擦乾身體（勿開冷氣，也勿吹電風扇），稍微休息後，再進食。

❽泡完澡後，切記不可喝冰冷的水或飲料，也不要吹冷氣或風扇，讓汗自然流乾，也讓全身的氣、血自然通暢。如果口渴的話，可以先放一瓶罐裝啤酒於浴缸內，浴後溫熱緩飲絕佳！

晚上喝蒸粥

莊淑旂博士自己研發一種「蒸粥」，極力推廣大家在晚上喝蒸粥。

功效：人之所以容易罹癌，是因為體內多脹氣，導致體內產生壞細胞，多喝蒸粥，可以補充大量鈣質，消除疲勞，排除脹氣，增加抵抗力，不會增加腸胃的負擔。特別在月經期間，女性朋友需要補充大量的鈣質，食用蒸粥加配小魚乾是一個不錯的選擇。

材料：胖者用1杯米、10杯白蘿蔔帶皮榨汁，瘦者用1杯米、10杯紅蘿蔔帶皮榨出汁，一般人用高麗菜汁、白蘿蔔汁、紅蘿蔔汁、冬瓜汁亦可、大小陶瓷鍋1個。

做法：❶洗淨的米加水一起放入加蓋的小陶瓷鍋，小陶瓷鍋再放入大陶瓷鍋，外鍋水放到小陶瓷鍋的三分之二處。

❷放在瓦斯爐上，大火煮開後改為小火，1小時候熄火，即可享用。

Tips：晚餐喝蒸粥或懷孕時喝蒸粥，對身體非常好，不會造成過多的負擔。粥和湯汁可以分開食用。吃的時候佐以自製小菜，如鹽漬小黃瓜、紅白蘿蔔。清爽入口，易消化，好入眠。

愛的叮嚀：

使用蒸鍋方式：

❶ 在蒸鍋底下，鋪上摺成4層的布，在布上放甕。

❷ 鍋中放水到甕的2/3高度，甕口蓋上1塊乾布，布上放淺盤。

❸ 將蒸鍋蓋好，先用大火，等沸騰後改用小火。

❹ 蒸約1小時候，即可食用。

附錄

莊淑旂博士腹內大掃除

莊博士提出的「腹內大掃除」，不僅可改善便祕、脹氣，還可以解決打嗝、放屁的毛病。腹內大掃除就是一種將胃、腸內所有的廢物一掃而光的方法。它的功用是可協助將體內的老廢物及老廢氣排出，以便能恢復正常體型，更可以改善便祕、脹氣、打嗝等症狀；但是使用此法不適用於下腹部突出者、孕婦、生理期婦女、打算在1個月內懷孕者、患有低血壓、貧血、十二指腸潰瘍者。

實行腹內大掃除的時間建議選用星期假日的時間，因爲實行大掃除當天，會因爲大腸的蠕動把腸內的老廢物排出，而造成屁聲很大或排便次數很多，所以選在星期假日實行比較不會尷尬不方便：

❶ 將白蘿蔔連皮洗淨，以果菜機榨成白蘿蔔汁，每一公斤體重需要40 cc的量備用。

❷ 將牛蒡仔細刷淨後切成薄片，每一公斤體重需要20公克的量備用。

❸ 將白蘿蔔汁、牛蒡薄片及鹽漬梅（每十公斤體重需要一個的量）放入深底鍋內，以大火煮沸後，改以小火烹煮兩小時，這時記得要加蓋。

❹ 以過濾網將煮好的蘿蔔牛蒡汁及牛蒡渣分開。

❺ 將過濾出來的蘿蔔牛蒡汁再以大火（不要加蓋）濃縮到一定體積（每一公斤體重一天的濃縮湯汁分量爲15至18 cc）後趁熱倒入熱水瓶中保溫。

❻待牛蒡渣涼後，將之分成6等份，裝入塑膠袋裡，放入冰箱冷凍庫中保存待用。

❼每實行一次腹內大掃除，需要連續食用7天，第一天只能喝濃縮湯汁，下午3時後吃「仙杜康」（每日4至6包），不可再吃其他食物，實行的第一天必須斷食，上午起床空腹即開始喝前一天已煮好裝在保溫瓶中的濃縮湯汁，必須分幾次但每次份量可以不一樣，在當天下午三時以前喝完即可。等湯汁全部喝完後，開始吃用捲葉萵苣或新鮮A菜（每一公斤體重需用5公克的量）包著「仙杜康」。

❽第二天以後，連續6天的早餐前要吃牛蒡渣和「仙杜康」（每日4至6包）。在服用牛蒡渣的前一個晚上取出一袋，放在冰箱冷藏庫解凍。在早餐前將之蒸約20分鐘，於飯前以正確的咀嚼法慢慢吃完後，接著吃「仙杜康」，最後再吃早餐。亦可先吃一點飯菜再吃牛蒡、「仙杜康」較不會反胃。

莊淑旂博士消除便祕法

輕鬆的排便法

莊博士經過多年教導便祕者的經驗，在此傳授一種輕鬆又愉快的排便方法，請參閱圖示。

排便器分中式及西式兩種，以西式較爲理想，如果爲蹲式就需要使用簡單的裝設型排便器。

❶ 進入洗手間，雙腳全部著地，伸直背脊，緊縮下腹並坐在馬桶上。

❷ 兩隻手要伸直，握拳時拇指在內並放在大腿上。

❸ 閉上雙眼並緊閉雙唇，咬緊牙根，雙腳掌貼地，雙腿及腹部出力，這樣才能刺激腸管引起便意，但是這時肛門必須緊閉，並集中意志將糞便由大腸排擠到肛門。

❹ 一旦便意有了，且糞便全排至肛門處時，肛門才開啓且自然排出糞便，最後需要洗淨肛門，如果不是洗淨式浴廁，則使用較柔細的衛生紙擦拭肛門，直到穢物全擦乾淨爲止。切記不可用力過猛，否則會擦破皮膚造成痔瘡。

❺ 每次平均排便如香蕉般的兩條最爲理想，而且每天要持之以恆，心情需保持輕鬆。

莊博士強調排便是健康的溫度計，觀察每天排便的顏色及形狀，有助於瞭解自己的健康情況。

消除便祕的飲食

在飲食方面，如何消除便祕呢？:莊博士提供她的獨到祕方：

❶ 白芝麻，每一公斤體重使用0.5公克白芝麻，放在鍋內炒香即可。每天一大早空腹的時候，咬碎白芝麻再吞食，然後喝一杯加蜂蜜的冷牛奶約100 cc。

❷ 「仙杜康」（依據莊博士精心配方加以改良的食用品，台灣廣和坐月子生技股份有限公司代理），每一次兩包，將「仙杜康」倒入碗裡，緩緩加入蜂蜜，以每一公斤體重放零點5公克的量，邊倒邊攪拌，攪拌均勻後即可食用。

❸ 冷鮮奶：冷鮮奶需要微冰或冷，不可用微溫和熱的，以大100 cc的量倒入剛吃完盛有「仙杜康」加蜂蜜的空碗裡，順便洗淨碗中殘留的東西並一起和著喝。

以上推薦的祕方，必須每天早餐前連續食用，而且至少進行兩週。同時需要與「輕鬆排便法」互相搭配，效果更佳。這種祕方能使腸內充滿脹氣的人有效改良，順利排出健康的糞便。

正確的排便方法

- 伸直脊椎。
- 雙手握拳置於大腿上。
- 以腳底抓地並出力
- 腸胃蠕動而糞便全移至肛門口時再打開肛門。
- 閉目專心排便不看報、抽煙、喝咖啡、打電話、打手機。

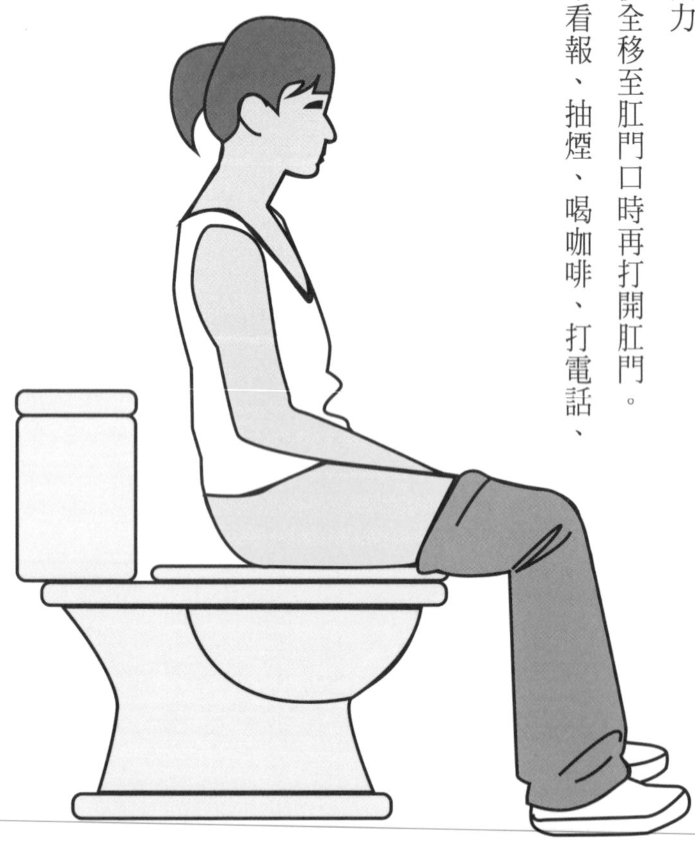

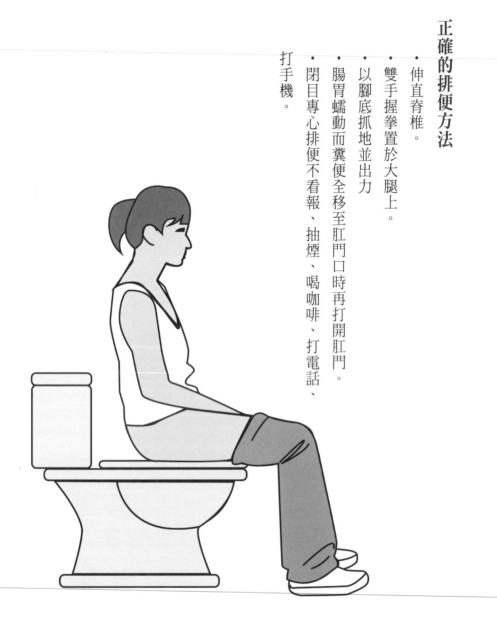

女性如何在「生理期」自在又舒服？

掌握生理期

只要是女性，當身體成熟後，每個月就要經歷一次生理期，這期間大部份的女性多少會產生一些不適，身爲女性必須勇敢去面對。不過，上天對如此的安排卻有衪善意的一面，女性在一生當中，有三次改善健康的最佳機會，一次是初潮時，一次是產後時，一次是更年期時，此外還有無數次的小機會，即是每個月一次的生理期，如果善加利用，抓對時機，好好調養，女性就能擁有健康的身體。

初潮

人的身體可分先天和後天兩種，如果先天的體質很好，後天的調養稍差一點比較沒有關係，可是如果先天體質非常不好，就非得依靠後天仔細妥善地調養了。

莊博士常告訴女性的朋友，每個人應該對自己的健康負責，身體的狀況完全掌握在自己的手中，無論先天的健康情況如何，只要大家在後天上好好地保養，還是可以變好的。

女性一生中身心第一次變化期是在初潮的頭一年。倘若從小身體不健康，如患肝病、脹氣、氣喘、慢性腎炎等疾病，父母就應該掌握女兒初潮前的大好時機，適當地給予食補，就可以好好地改良孩子們的健康情況。譬如說，以中間段比較肥胖的蓮藕，加添排骨、干貝熬湯汁給女兒喝，對女兒的身體發育十分有助益。另外血壓偏高，每天上午都賴床的女兒，父母記得要把握住「農曆二月韭菜」的時機，多給她食用韭菜，促進身高及胸圍的發達。

量基礎體溫

女性一定要有自我健康管理的觀念，而量基礎體溫即是女性自我健康管理的醫師。莊博士常說，女性從量基礎體溫，可以瞭解自己的荷爾蒙代謝是否正常？疲倦是否完全消除？胃、腸是否有脹氣？可以準確抓對排卵日子，也是避孕的好方法。

如何量基礎體溫呢？清晨一覺醒來，身體在棉被窩裡，將體溫計塞在舌頭下方約五分鐘左右後，即可量到基礎體溫。每天持之以恆量基礎體溫，可以瞭解自己的生理期從何時開始，對於出國，外出旅遊或考試時，可以事先有準備。

莊博士曾經指導過一位女性，她每逢生理期前臉上就會現黑斑，莊博士鼓勵她每天確實記錄基礎體溫與出現黑斑的日期。結果發現每到生理期前就會長出黑斑，更進一步瞭解是荷爾蒙的關係才長出黑斑的。這位女性在仔細的調整下，恢復了荷爾蒙的新陳代謝，而且從此不再長出黑斑了。

量基礎體溫還有一個很大的好處，即是女性任何疾病都可以從基礎體溫的記錄中看出端倪來，因此我們呼籲女性朋友一定要每天按時間量體溫。

儘量活動筋骨

女性生理期來臨時，身體多少會產生一些變化，例如下腹會脹痛、頭痛、容易疲累、乳腺腫脹、噁心、便祕、下痢、容易焦慮、沒有耐性等，但是只要瞭解這些現象是普遍性的，也就無須去煩惱，莊博士建議您在這個時候盡量去活動筋骨換點與平常不一樣的工作做，例如整理衣服、佩件或文具等較不花力氣的事，適度地改變急躁的情緒，注意周圍的氣氛，如此就能避免工作不力的情形。

「好朋友」來臨時應注意事項

只要是女性朋友，多少都會經歷每個月「好朋友」來臨時心裡煩躁的時候，莊博士建議大家不妨事先做好可以轉移注意力的設計，例如桌上擺瓶鮮花或放些輕音樂來聽，都是很好的調節心情動作。

生理痛的原因

有些女性朋友，每逢生理期腹部就會劇痛不已，甚至有人還會痛到暈倒，而且頭痛、噁心、嘔吐跟著來，站也不是，躺也不是，影響正常的作息。

爲什麼會有生理痛呢？女性天生就有奇妙的機能，能夠將體內的老廢物變成血液，經過子宮口排出體外，可是一旦體內有血塊，在出口堵住了，要排出體外卻又無法排出，這個時候就產生了生理痛。由此看來，如果體內沒有血塊，就不會有疼痛的感覺。因此，我們必須防止血塊的產生。

生理期應注意的生活方式

嚴禁洗頭——生理期間，頭皮浸水，毛髮淋濕，都會使應順暢的循環血液滯止不暢，帶來一些不舒服的感覺，並使子宮收縮，本應代謝的血液因而瘀積在子宮內，造成後遺症。可以用熱酒精以脫脂棉擦拭頭皮，取代洗頭即可，切記。

不提重物——提拿重物難免會在下腹部出力使五臟六腑往下墜壓迫坐骨紳經等而誘發膀胱炎、腰酸等的機會，所以舉凡移動家具、抱嬰兒、上街購物的機率都要降低。

不要長時間站立——生理期間儘量不使腰部有多餘的負擔才不會腰酸等，至少每半小時即需略加休息。

不要疲勞過度——激烈運動和身心或精神上的過度疲勞，都會使荷爾蒙分泌降低或失調，並且妨礙血液循環，最好的方式是在疲勞產生之前休息，工作要適可而止，量力而爲，以避免體內存放過多的脹氣。

不熬夜，不破壞生活規律。

拒吃冰冷的食物，不使身體著涼——除了保持體溫外，流汗後必須立即更換內衣，進入冷氣房須先擦乾汗，打開冰箱時人站冰箱門後，以免冷氣直吹肚子而受涼。

多吃甜食——吃甜食會產生熱量促進子宮收縮，而且可以消除緊張，無論胖瘦，均需多吃甜食。

將老薑、紅糖加水一起熬煮，當茶水飲用——為了促進新陳代謝，第一天，第二天並應該配合吃黑麻油、薑、酒炒的豬肝，第三天到第七天吃同樣方法炒的豬腰，這可使體內的脹氣早日排出，而且可以補充體力。

情況如果仍不理想者，建議食用莊博士精心配製加以改良的「婦寶」（台灣廣和坐月子生技股份有限公司研發）來改善，以便解除生理期帶來的種種不適。

廣和集團簡介

廣和集團源於享譽中、日的防癌之母莊淑旂博士之健康理論而創建。集團旗下包括：廣和國際有限公司、廣和出版社、廣和坐月子生技股份有限公司、廣和惠如有限公司、廣和阡有限公司、廣和堂食品有限公司等企業，經營宗旨是增進全民健康。

莊博士推廣全民健康自我管理及防癌宇宙操五十多年，她的防癌宇宙操、養胎及坐月子的方法、醫食同源的飲食理論，一直被廣爲流傳。莊博士不僅自己全身心投入健康事業，莊博士的愛女莊壽美老師與外孫女章惠如老師，也都潛心在不同的健康事業領域中。

莊壽美老師是廣和國際有限公司、廣和出版社及莊壽美出版社負責人，現任莊淑旂基金會董事長。早年莊壽美老師就跟隨母親莊淑旂博士巡迴世界各地推廣防癌、防老及中國式自我健康管理法等觀念，並著有多本有關健康的書籍。

章惠如老師是莊壽美的雙胞胎女兒（長女），長期協助母親推廣全民健康自我保健的概念。並親身體驗了莊淑旂博士獨特有效的養胎與坐月子的方法，生下雙胞胎，得到了驚人的效果，同時也累積了寶貴的親身體會的經驗。由於章老師的體質得到了很大程度的改善，並告別了產後肥胖症，因此將整套完整的獨門料理，首創推出「廣和坐月子料理外送服務」，多年來得到了台灣各界人士的熱烈好評。

1996年起，廣和正式在台灣北區展開服務，到1999年時，已經在全台建立了服務網絡。2001年開始走向企業化、制度化的經營，在北、中、南的重要城市都設置了中央廚房。每個中央廚房皆有完善的設備及清潔舒適的環境，而每一位料理師傅都經過了總公司專業的訓練，全程皆以廣和獨創的「廣和坐月子水」來料理餐點，讓消費者吃得安心又健康。目前台灣各中央廚房皆擁有完整的專業料理師與送餐車隊，爲所有產婦提供最專業快速的服務。

莊淑旂博士的坐月子飲食理論，已經被台灣各界知名人士所接受並採用。其中包括年代主播張雅琴、東森主播盧秀芳，三立主播敖國珠、中天主播吳中純、民視主播姚怡萱等多位新聞主播、民意代表、知名主持人與藝人，在採用了廣和坐月子飲食及服務後，都能夠在產後順利恢復體質及體型。

2003 年起，廣和集團開始進行全球網絡的建設，在上半年的時間裡，已成功地進入了北美洲市場，在美國洛杉磯順利完成了廣和健康管理機構的開設與推廣。在 4 月份，莊壽美老師與章惠如老師，親自赴美國洛杉磯舉辦多場大型媽媽教室講座，並接受了當地各種媒體的專訪，包括美國有線電視 KSCI 晚間新聞專題訪問「養胎及坐月子方法」。洛杉磯 Channel 18《TEA TIME》節目專訪「婦女保健及坐月子方法」以及其他平面媒體，皆進行了深入的報導。

2003 年下半年裡，廣和除了繼續推動北美洲市場的開拓外，更積極地拓展了中國大陸市場，完成在大陸的人員訓練作業，全力拓展中國大陸坐月子市場。

2005 年，廣和榮獲 ISO9001 國際品保認證，此項榮耀更大大提升了廣和服務品質的保證。

2007 年 9 月起，廣和注資成立北、中、南企業大樓，完善的央廚設備及行政管理大樓，已經成爲業界的矚目焦點。

2011 年，榮獲 ISO22000 國際品保認證及 HACCP 食品安全認證，廣和的服務品質又再向前邁進了一大步。

「廣和專業月子餐」全程使用「廣和坐月子水」，配合傳承自莊博士的坐月子飲食理論，已經讓無數婦女及各界知名女性，包括多位新聞主播、政要代表以及知名主持人、藝人等等都能在產後短期內順利復出，服務品質值得信賴！而廣和莊老師系列口碑見證良好的保健產品，更成爲了現代婦女養身保健、恢復體型、滋潤皮膚的重要指標！

展望未來，廣和集團將不斷地努力拓展全球各地市場，還將推出其他的養生餐點，繼續更好的服務予全球客戶。讓全世界的產婦都能運用莊淑旂博士的坐月子養生理論，在恢復身體體質的同時，也能恢復產前的體型。廣和的遠景目標是將廣和建設成爲全球最專業的坐月子料理食品集團，讓所有的婦女都能生出健康、生出美麗。

莊園太極主題餐廳暨莊淑旂教育推廣中心簡介

「莊園太極主題餐廳」暨「莊淑旂教育推廣中心」源自於台灣國寶級——中西醫學莊淑旂博士養生家族，傳承中西醫學博士莊淑旂博士「醫食同源——廚房就是藥房」的理論，醫學爲根，自然爲本，遠離病痛，臻於健康；多年來致力推廣「全民健康自主管理」、「防癌宇宙操」、「懷孕養胎」、「產後坐月子」、「少男少女轉骨」、「女性生理期調養」及「各類天然草本燉湯調理」等自然健康的養生調理方法。

致力於癌症研究防治的莊博士，研發並積極推廣的防癌宇宙操，亦邁入第五十多個年頭。

在莊博士的退休記者會中，除了感謝多年來曾經接受她醫治的病患，和他們曾教給她的「活知識」外，更殷殷期盼曾經學習過宇宙操的國人能落實在地推廣，做爲癌症預防的種子，繼續她未完成的心願。

曾經是癌症患者的家屬，莊博士歷經父親罹患大腸癌、丈夫罹患肺癌相繼過世的痛苦，因而激勵起她赴日研究癌症防治與醫療的心念，26歲時以台灣第一位女中醫師身分到日本學習西醫，在41歲時獲得日本應慶大學醫學博士學位，「如何減輕癌症末期的病痛」即是她當時博士論文的題目。以中醫的深厚知識爲基礎，將研究癌症的結果，從癌症預防到飲食生活習慣改變，對日本整個社會做出重大貢獻，更曾經擔任日本皇室御醫多年。

因莊博士曾目睹親人的癌末痛苦，原本全球那時候的學說以爲這是家族遺傳因子造成，但經過與日本3萬多名罹癌患者的深度調查後發現，這些都根本起源於長期疲勞與日常的生活習慣（像偏食、甜加鹹的調味、熱冷混食），唯有從正確的飲食與保健習慣開始改變，才是真正預防癌症之道。也因此她積極研發了防癌宇宙操，並在全日本推廣，造成熱烈的學習風潮。

20年前莊博士毅然放棄在日本多年累積的成就，堅持將自己的所學與經驗貢獻給自己的國家，返台後繼續她治癌救世的志業，全心投入照顧自己同胞的健康；並且繼續將防癌宇宙操介紹給國人，如王永慶、吳阿明、紀政、孫越等人都是宇宙操的實踐者。

現代人文明病不斷的逐漸提高，「莊園太極主題餐廳」暨「莊淑旂教育推廣中心」創辦人，莊博士的外孫女章美如老師表示：從事懷孕、養胎、及產後、坐月子餐、宅配服務已有二十年了，但追溯外婆所推廣的全民健康自我管理概念，覺得這種宅配模式的服務對象不要只侷限在孕產婦，應該拓展視野，服務更多人，讓各年齡的人均能受惠。腦子浮現這種想法後，便基於全民健康的概念，將宅配與餐廳結合，現今，服務已成功擴展到各年齡層，無論是成長中的孩子、青春期、生理期、懷孕生產期、更年期、或是響應季節的冬令進補等，都能藉由精緻宅配食補照顧美麗、享受健康。

註：各類養生燉湯宅配服務（生理期燉湯、轉骨期燉湯、蟲草珍珠大骨濃湯、十全燉湯、四物燉湯、何首烏燉湯、逍遙燉湯、男人燉湯、女人燉湯、懷孕養胎燉湯、坐月子燉湯、神奇茶便利飲……）可來電洽詢「莊淑旂教育推廣中心」客服專線：0800-678-568，或上網莊淑旂教育推廣中心官網 http://jlife.smartweb.tw 莊園太極主題餐廳 http://www.jlife.tw

而章美如老師的母親莊壽美老師則致力推廣莊博士的「防癌宇宙操」「健康管理」學說理論，並持續出版健康養生相關叢書，與國人分享其累積的健康養生經驗。於台中指導成立全台第一家將養生餐飲的觀念與懷孕養胎、月子餐外送結合的複合型餐廳——「莊園太極主題餐廳」，她親自監督指導，嚴選養生食材，運用專業理念轉換成簡單實際方便，而更能夠幫助有需要的人適時因地，取得健康養生觀念，及專業有效的完整餐點！更開班授課（快樂孕婦班／美麗仕女班／健康養生班／成長轉骨班／心靈轉運班……等多種班別），讓人們更方便瞭解「如何讓預防取代醫療」。

莊園懷孕養胎便利餐全省宅配到府

因應大多數準媽媽家中沒有協助做「養胎功課」的幫手，推出「莊園懷孕養胎便利餐」全省宅配到府服務，讓每一位準媽媽都能輕輕鬆鬆在家裡做好養胎功課，甚至連不會煮菜的「新手爸爸」都能三分鐘輕鬆上手。

※每箱內容：

❶蟲草珍珠大骨濃湯4包（已熬煮20個小時）

❷精燉肉塊4包（豬肉塊2包／牛肉塊1包／羊肉塊1包）

❸田園蔬菜4包

❹小魚干4包

❺神奇茶4包

※每箱售價1800元／箱／內含20包／4餐份／每日食用一餐共5包

一次訂購6箱另有優惠（約一個孕婦養胎功課3個月份量），可分批出貨。

※每日新鮮現煮4度C真空保鮮宅配，每月「養胎日」來電通知客服人員，三日內宅配到府，方便、美味、養生

品嚐申請專線：可來電洽詢「莊淑旂教育推廣中心」客服專線：0800-678-568，或上網莊淑旂教育推廣中心官網 http://jlife.smartweb.tw

莊園太極主題餐廳 http://www.jlife.tw

廣和月子餐外送服務

「廣和月子餐外送服務」是將產婦坐月子期間，一天所需要的飲食內容，包括主食、點心、蔬菜、水果、飲料、以及藥膳，全部按莊淑旂博士獨創、有效的坐月子理論，並以專業的方式，全程使用「廣和坐月子水」調理好餐點，產婦一日所需飲食，一應俱全，家人完全不必費心再爲

產婦準備任何其它餐點，每天由專人配送月子餐到產婦家中、醫院或坐月子中心，一天配送一次，全年無休，讓產婦輕輕鬆鬆就能正確的做好月子。

❶方法：完全依照莊淑旂博士的理論調配專業套餐，一日五餐，不論您在醫院、坐月子中心或家中，每天配送一次，全年無休。

❷價格：一日二千三百元（含運費、材料費及工本費，但不含「仙杜康」及「婦寶」），一次訂滿三十天（自然產者）優惠價五萬八千元（省一萬一千元！）。

VIP一對一專屬調理師到府服務

每一位訂月子餐外送服務的「廣和媽咪」，均享VIP一對一專屬調理師到府服務，從產前懷孕養胎諮詢、到府詳盡解說、簽約、親送產前「養肝湯」，生產時安排「暖胃餐」（媽媽生產後第一餐：填腹餐），到生產後持續安排階段性月子餐專業出餐、到府教綁腹帶、不造成腰酸的側躺餵母奶方式、產婦正確清潔頭皮及擦澡方式，讓每一位尊榮的廣和媽咪，都能輕輕鬆鬆在家做好月子。

廣和月子餐料理方式

❶一律全部使用無酒精成分的「廣和坐月子水」料理餐點。

❷所使用的薑於料理時，一律先爆透（爆至薑的兩面均皺起來，但不可爆焦）。

❸全程使用慢火烘培的「莊老師胡麻油」料理。

註：坐月子共分4週、三階段，每一階段所食用的餐點都有其功效，以下就是各週、各餐點所含功效：

第一週：排除體內廢血（惡露）、廢水、廢氣及老廢物

第二週：收縮子宮、骨盆腔

第三週～滿月：補充營養及回復體力

品嚐申請專線：可來電洽詢「廣和月子餐」客服專線：0800-666-620，或上網廣和官網 http://www.cowa-mother-care.com.tw

如何在懷孕期間做好「養胎」功課，讓肚子裡「寶寶」的健康贏在起跑點，是很多孕媽咪的迷思。

章美如老師傳承外婆莊博士「懷孕養胎」理論，成功生下健康三胞胎，16年來推廣讓媽咪寶貝都健康的「懷孕養胎」功課不遺餘力！受惠的寶寶不計其數，其中還包含多位明星、主播、名模及政商名流，都做過這樣的專業功課，來幫肚子裡的小寶寶「養胎」

有鑑於此，「莊淑旂教育推廣中心」特別開創有別於一般媽媽教室的「懷孕養胎媽媽教室」，於全台傳授章美如老師獨門「懷孕養胎」秘訣，除免費報名外，更貼心贈送給參加「莊園太極主題餐廳」場的「準媽媽」每人一份精緻「懷孕養胎套餐」，讓準媽媽及準爸爸，學得到、看得到、聽得到、聞得到、吃得到，目的就是要讓所有的準媽媽、準爸爸，重視「懷孕養胎」功課，孕育出健康的下一代。

全省「懷孕養胎」媽媽教室場次，請來電洽詢「莊淑旂教育推廣中心」客服專線：0800-678-568，或上網莊淑旂教育推廣中心官網 http://jlife.smartweb.tw 或莊園太極主題餐廳 http://www.jlife.tw 查詢

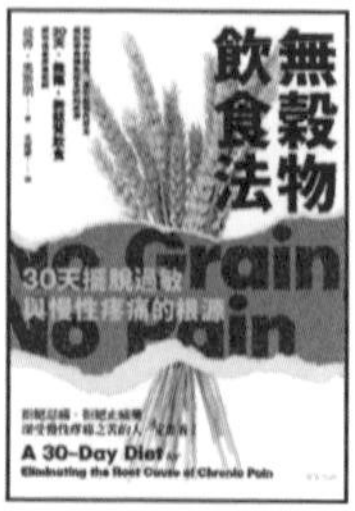

無穀物飲食法：30 天擺脫過敏與慢性疼痛的根源

彼得 · 奧斯朋◎著 王耀慶◎譯／定價 360 元

30 天 · 無藥 · 無麩質飲食就能消除慢性疼痛，並在 15 天內體驗顯著改善。

專家研發兩階段食譜，包含一般性規則通論、大多數飲食中會接觸到的穀物與麩質成分、能吃與絕對不能碰的地雷食物。

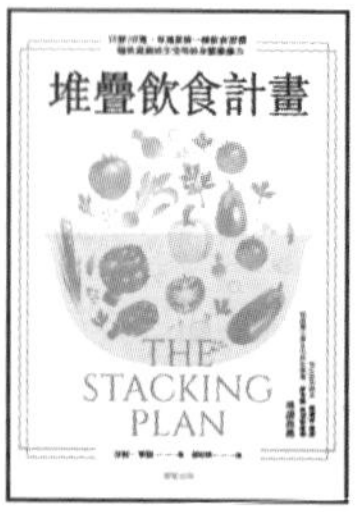

堆疊飲食計畫

莎莉 · 畢爾◎著 郭珍琪◎譯／定價 350 元

只要 10 週，每週累積一種飲食習慣愉快啟動終生受用的身體療癒力！

作者為專業營養師，以深入淺出的方式，解釋為何現代飲食充滿弊病，進而提出依詢現代營養科學法則，並參照古老長壽智慧而生的「堆疊飲食計畫」。

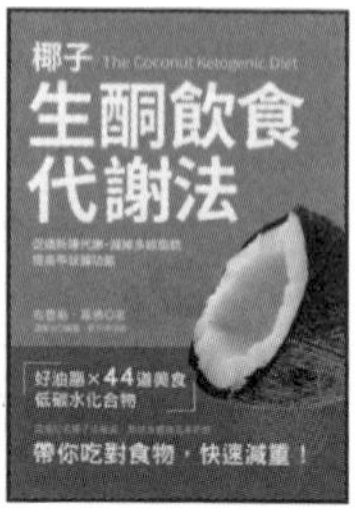

椰子生酮飲食代謝法

布魯斯 · 菲佛◎著 郭珍琪◎譯／定價 399 元

最適合減肥的飲食法不用挨餓，吃得豐盛還能減重！

作者為全球椰子油專家，將該如何執行計畫、如何吃的實際方法大公開。三階段椰子生酮飲食計畫、飲食計畫前的準備與營養計算表，絕不藏私！

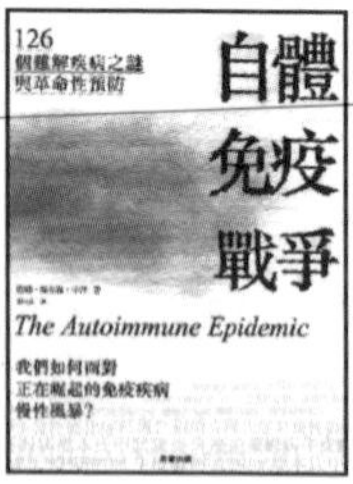

自體免疫戰爭：126 個難解疾病之謎與革命性預防

唐娜 · 傑克森 · 中澤◎著 劉又菘◎譯／定價 350 元

深入探索時代最大醫學謎團，重新思考食品、壓力和化學毒害。

全方位說明何謂自體免疫系統疾病，從報導性案例披露、患者生活與治療過程，到醫界、學界的專家建言。

好書推薦 ★★★

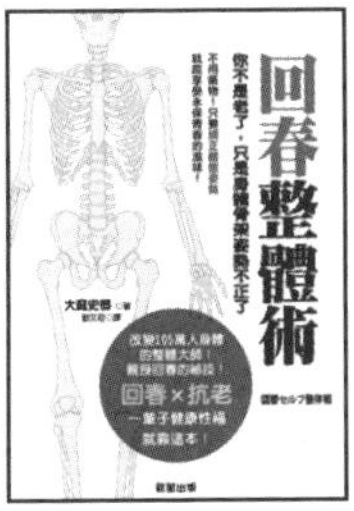

回春整體術：你不是老了，只是身體骨架姿勢不正了

大庭史榔◎著 劉又菘◎譯／定價 290 元

不用藥物！只要矯正體態姿勢，就能享受永保青春的滋味！

從脊椎、腰椎等整體醫學概念的角度，看待性愛的各種問題與現象，圖解步驟清楚易懂，讀者可透過本書瞭解自己在性事或老化上的狀況。

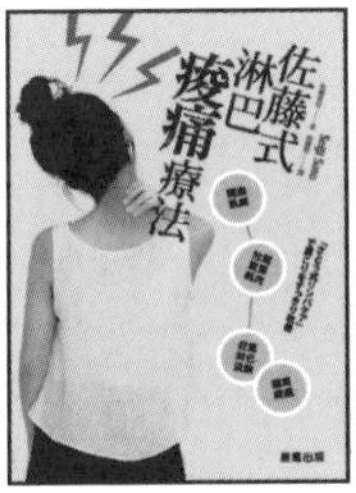

佐藤式淋巴痠痛療法

佐藤青兒◎著 郭寶雯◎譯／定價 250 元

消除身體痠痛的關鍵在於「淋巴」

你還在用手或按摩道具揉壓肩膀嗎？這種錯誤方法會使肩頸痠痛更加惡化！佐藤式淋巴痠痛療法：不用按揉，就能治好痠痛的消除法！促進淋巴循環，提高身體機能，有效掃除擾人的痠痛。

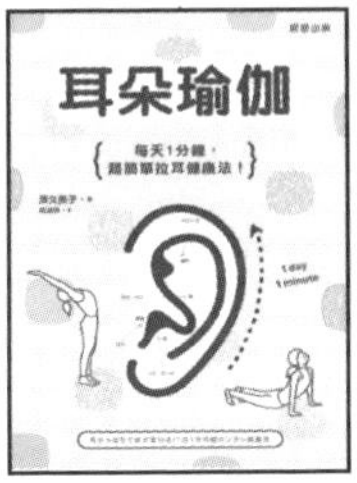

耳朵瑜伽：每天 1 分鐘，超簡單拉耳健康法！

薄久美子◎著 高淑珍◎譯／定價 250 元

每天只要 1 分鐘，就能改善身體不適＆調整體質

本書以圖解方式介紹耳朵與身體的各種穴道知識，內容多元，圖解大而清晰，讀者可透過圖示步驟掌握動作要領，輕鬆自我練習。

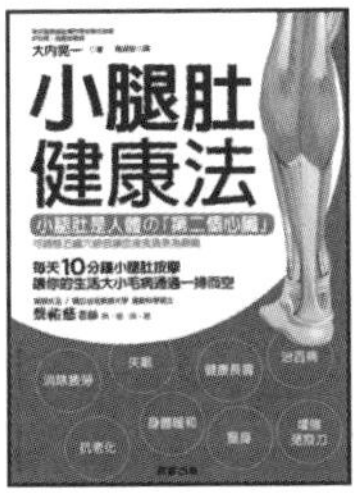

小腿肚健康法

大內晃一◎著 高淑珍◎譯／定價 250 元

小腿肚是人體的「第二個心臟」，可調整五臟六腑且讓血液流通更為順暢。

與市面上的小腿肚按摩書籍不同，本書結合「飲食、運動、保暖、按摩」四大原則，幫助讀者更快且有效的舒緩身體大小毛病。

國家圖書館出版品預行編目（CIP）資料

莊淑旂博士的家傳調經術／章美如著.--初版.--臺中市：晨星，2017.01
面；公分.（健康與飲食；107）

ISBN 978-986-443-206-6（平裝）

1.月經 2.婦女健康

417.12 105020609

健康與飲食 107

莊淑旂博士的家傳調經術

作者 章美如
總策畫 戴月芳博士
主編 莊雅琦
執行編輯 ST STUDIO
美術編排 李文順
封面設計 林麗貞

創辦人 陳銘民
發行所 晨星出版有限公司
台中市407工業區30路1號
TEL：（04）2359-5820 FAX：（04）2355-0581
E-mail: health119@morningstar.com.tw
http://www.morningstar.com.tw
行政院新聞局局版台業字第2500號
法律顧問 陳思成律師
初版 西元2017年01月15日
劃撥帳號 22326758（晨星出版有限公司）
讀者專線 04-23595819#230

印刷 上好印刷股份有限公司

定價 299 元

ISBN 978-986-443-206-6

Published by Morning Star Publishing Inc.
Printed in Taiwan.

◆讀者回函卡◆

以下資料或許太過繁瑣，但卻是我們了解您的唯一途徑

誠摯期待能與您在下一本書中相逢，讓我們一起從閱讀中尋找樂趣吧！

姓名：________________ 性別：□男 □女 生日： / /

教育程度：□小學 □國中 □高中職 □專科 □大學 □碩士 □博士

職業：□學生 □軍公教 □上班族 □家管 □從商 □其他 ________________

月收入：□3萬以下 □4萬左右 □5萬左右 □6萬以上

E-mail：________________________ 聯絡電話：________________

聯絡地址：□□□ ____

購買書名：莊淑旂博士的家傳調經術

・請問您是從何處得知此書？

□書店 □報章雜誌 □電台 □晨星網路書店 □晨星健康養生網 □其他 ______

・促使您購買此書的原因？

□封面設計 □欣賞主題 □價格合理 □親友推薦 □內容有趣 □其他 ______

・看完此書後，您的感想是？

____

・您有興趣了解的問題？（可複選）

□中醫傳統療法 □中醫脈絡調養 □養生飲食 □養生運動 □高血壓 □心臟病 □高血脂 □腸道與大腸癌 □胃與胃癌 □糖尿病 □內分泌 □婦科 □懷孕生產

□乳癌／子宮癌 □肝膽 □腎臟 □泌尿系統 □攝護腺癌 □口腔 □眼耳鼻喉

□皮膚保健 □美容保養 □睡眠問題 □肺部疾病 □氣喘／咳嗽 □肺癌

□小兒科 □腦部疾病 □精神疾病 □外科 □免疫 □神經科 □生活知識

□其他 ____

□ 同意成為晨星健康養生網會員

以上問題想必耗去您不少心力，為免這份心血白費，請將此回函郵寄回本社或傳真至（04）2359-7123，您的意見是我們改進的動力！

晨星出版有限公司 編輯群，感謝您！

請填妥後對折裝訂，直接投郵即可，免貼郵票。

廣告回函
台灣中區郵政管理局
登記證第 267 號
免貼郵票

407

台中市工業區 30 路 1 號

晨星出版有限公司

請沿虛線摺下裝訂，謝謝！

填回函・送好書

填妥回函後附上 60 元郵票寄回即可索取
數量有限，送完為止

《解病：解讀身體病徵的 246 個信號》

它們是疾病的徵兆，還是正常的生理變化？
從頭髮到腳趾頭
正確解讀身體發出的疾病與健康信息

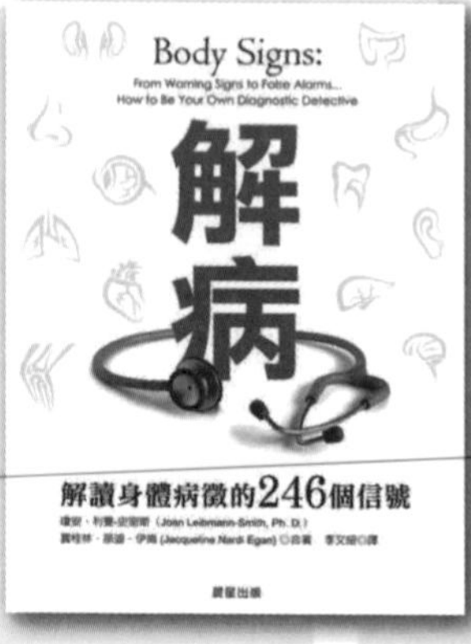

※ 贈書贈送完畢，將以其他書籍代替，恕不另行通知。
本活動僅限台灣地區（含外島），海外讀者恕不適用。